Kompendium
Neuropathischer Tumorschmerz

W0193727

Im Auftrag von

Das innovative Schmerz-Netzwerk von Pfizer

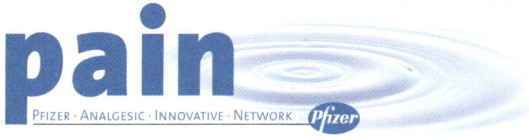

Dennis Naleschinski
Kathrin Arning
Ralf Baron

Kompendium
Neuropathischer
Tumorschmerz

Ein praxisorientierter
Leitfaden

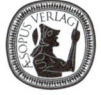

Verfasser
Dennis Naleschinski; Dr. Kathrin Arning; Prof. Dr. Ralf Baron
Sektion Neurologische Schmerzforschung und -therapie
Klinik für Neurologie
Universitätsklinikum Schleswig-Holstein, Campus Kiel,
Kiel

Ausdrücklich wird darauf hingewiesen, dass sich trotz größter Sorgfalt bei der Abfassung und Korrektur gerade bei Angaben über Dosis und Applikation bei einer derartigen Zusammenstellung Ungenauigkeiten einschleichen können. Jeder Leser wird daher aufgefordert, die den verwendeten Präparaten beigegebene Fachinformation, insbesondere für Dosierung und die Beachtung von Kontraindikationen, in eigener Verantwortung zu überprüfen.

Alle Informationen sind ausschließlich als ein Überblick über den aktuellen medizinischen Wissensstand zu verstehen und sind für niemanden verbindlich. Sie erheben keinen Anspruch auf Vollständigkeit und können ein ausführliches Lehrbuch nicht ersetzen. Hinweise auf Dosierungen, Nebenwirkungen, wie auch die Auswahl der Wirkstoffe, spiegeln auch die persönlichen Ansichten und Erfahrungen der Autoren wider. Sie entbinden den Leser nicht von der Verpflichtung, sein Handeln in eigener ärztlicher Verantwortung zu bestimmen. Alle Daten wurden sorgfältig geprüft. Der Verlag und die Autoren können dennoch keine Garantie für die Richtigkeit der Angaben übernehmen und schließen jedwede Haftung für Personen-, Sach- und Vermögensschäden aus.

ISBN 978-3-936993-44-8

© 2009 by Aesopus Verlag e. K., Linkenheim-Hochstetten

Druck: TZ-Verlag & Print GmbH, Roßdorf bei Darmstadt

Inhalt

Inhalt

Vorwort

Weltweit leiden mehr als zehn Millionen Menschen an Schmerzen im Rahmen einer malignen Erkrankung. Neben nozizeptiven Tumorschmerzen kommt den sogenannten neuropathischen Tumorschmerzen mehr und mehr Bedeutung zu. So ziehen zum Beispiel moderne onkologische Therapieverfahren, wie Chemotherapien, in vielen Fällen die Entwicklung einer neuropathischen Beschwerdekomponente nach sich.

Im Allgemeinen lassen sich nozizeptive Tumorschmerzen anhand des weitverbreiteten WHO-Stufenschemas gut behandeln, die Therapie neuropathischer Tumorschmerzen dagegen gehört bis heute aufgrund fehlender etablierter Diagnose- und Therapieprinzipien zu einer der größten Herausforderungen für Ärzte und Patienten.

Aus diesen Gründen ist es besonders wichtig, neuropathische Tumorschmerzen zu erkennen und einen Therapiealgorithmus zu etablieren, um den Patienten in ihrer ohnehin durch das maligne Grundleiden erschwerten Lebenssituation eine möglichst große Erleichterung zu verschaffen.

Dieses Büchlein kann keinesfalls ein Lehrbuch ersetzen, sondern soll vielmehr als Leitfaden zur Diagnostik und Behandlung von Patienten mit neuropathischen Tumorschmerzen dienen. Das Kompendium soll einen praxisorientierten Überblick über den aktuellen Kenntnisstand von Pathophysiologie, Diagnostik und Therapie neuropathischer Tumorschmerzen vermitteln. Wir hoffen, mit diesem Kompendium ein Werk geschaffen zu haben, das im alltäglichen Umgang mit dem komplexen Symptom „Schmerz" als Stütze dient.

1 Definition chronischer Schmerzen – Nozizeptor- und neuropathische Schmerzen

Im Akutstadium sind Schmerzen eine protektive Reaktion des Körpers, um sich vor Verletzungen zu schützen. Damit sind Akutschmerzen häufig von vorübergehender Natur und lassen sich einer Ursache (z. B. Wundschmerz nach einer Operation) zuordnen, womit sie gut, in einigen Fällen sogar kausal behandelbar sind. Von der Kategorie des biologischen akuten Schmerzes muss die chronische Schmerzerkrankung unterschieden werden. Sie ist das häufigste Symptom von Krebspatienten. In Anbetracht der derzeit stetigen Zunahme der Häufigkeit maligner Tumorerkrankungen gewinnt auch der Bereich der Diagnostik und Therapie von Schmerzsyndromen bei dieser Patientengruppe mehr und mehr an Bedeutung. Bei 30 % aller Patienten mit malignen Erkrankungen ist der Schmerz das im Verlauf der Erkrankung erste Symptom, im Terminalstadium leiden 50–80 % der Patienten an meist starken Schmerzen. Generell müssen zwei Kategorien chronischer Tumorschmerzen nach pathophysiologischen Gesichtspunkten unterschieden werden:

Nozizeptorschmerzen

Nozizeptorschmerzen sind meist chronische Schmerzen nach Gewebetraumen, bei denen die peripheren und zentralen neuronalen Strukturen von Nozizeption intakt sind.

Bei den sogenannten nozizeptiven Tumorschmerzen werden intakte Nozizeptoren durch Substanzen erregt, die aus dem Tumor freigesetzt werden. Somatische Nozizeptorschmerzen entstehen durch Irritation von Nozizeptoren der Haut, Skelettmuskulatur, Sehnenfaszien oder Gelenken und sind durch gut lokalisierbare, häufig belastungsabhängige Dauerschmerzen von drückendem, bohrendem oder ziehendem Charakter gekennzeichnet. Durch Reizung von Rezeptoren an inneren Organen entstehen viszerale Nozizeptorschmerzen, die in der Regel als dumpf und drückend sowie schlecht lokalisierbar, manchmal auch als kolikartig empfunden werden.

Die Kodierung der physikalischen und chemischen noxischen Reize durch die peripheren nozizeptiven Neurone und die zentrale Verarbeitung dieser Impulse sind bei diesen Schmerzen verändert. Dies äußert sich funktionell in der Sensibilisierung peripherer und zentraler nozizeptiver Neurone. Diese Veränderungen sind auch bei längerer Dauer reversibel, wenn die Schmerzen kausal am peripheren nozizeptiven Neuron behandelt werden.

Neuropathische Schmerzen

Neuropathische Schmerzen sind meist chronische Schmerzen, die nach Schädigungen zentraler oder peripherer nozizeptiver Systeme entstehen.

Als Folge einer Schädigung des Nervensystems durch den Tumor selbst oder durch tumorassoziierte Noxen verändern sich die afferenten Neurone biochemisch, morphologisch und physiologisch. Die Phänomenologie der Schmerzen ändert sich und damit auch die der sensorischen sowie der motorischen (somatischen, vegetativen) Komponenten des Schmerzes. Diese charakteristischen neuropathischen Symptome ermöglichen in vielen Fällen eine Abgrenzung gegenüber chronischen nozizeptiven Tumorschmerzformen. Die plastischen Veränderungen im peripheren und zentralen Nervensystem können im Verlauf irreversibel werden. Typischerweise bestehen die Schmerzen nach Gewebeheilung fort.

Mixed Pain

Zur Beschreibung einer Mischung aus unterschiedlichen Schmerzkomponenten wird vielfach der Begriff Mixed Pain benutzt, welcher als theoretisches Konzept für viele chronische Schmerzerkrankungen valide zu sein scheint. Dabei gilt es zu beachten, dass sich dieses Konzept auf die Überlappung unterschiedlicher Pathomechanismen ein und derselben Erkrankung und nicht auf das Nebeneinander zweier unabhängig voneinander auftretender Schmerzprobleme (wie z. B. von Kopfschmerzen und Bauchschmerzen) bezieht.

So kann es im Verlauf einer Tumorerkrankung beispielsweise zu einer direkten Kompression oder Infiltration von Nervengewebe kommen, bei der eine klare klinische Unterscheidung zwischen nozizeptiven und neuropathischen Tumorschmerzen häufig nur schwer möglich ist. Auch die durch eine ossäre Metastasierung hervorgerufenen Knochenschmerzen haben nozizeptive und neuropathische Schmerzanteile, sind also Mixed-Pain-Syndrome. Die Mischung beider Komponenten sollte theoretisch auch eine veränderte Sinneswahrnehmung und affektive Bewertung der generierten Schmerzsymptomatik bedingen. Ob es sich bei Mixed-Pain-Syndromen eventuell um eine eigenständige Pathophysiologie handelt oder lediglich um das Nebeneinander unterschiedlicher Mechanismen, ist derzeit Gegenstand verschiedener Untersuchungen und kann zum augenblicklichen Zeitpunkt nicht abschließend beantwortet werden. Basierend auf diesem Konzept ergeben sich allerdings direkte Konsequenzen für eine differenzierte Therapie. Mixed-Pain-Syndrome sollten mit einer Kombination aus Therapieverfahren, die sich bei nozizeptiven Schmerzen bewährt haben, und Verfahren, die bei neuropathischen Schmerzen wirksam sind, behandelt werden.

2 Klinisch-ätiologische Einteilung neuropathischer Schmerzsyndrome

2.1 Läsionen des peripheren Nervensystems

Unter dem Begriff der peripheren Neuropathien werden unabhängig von ätiologischen Gesichtspunkten alle Neuropathien infolge von Erkrankungen des peripheren Nervensystems zusammengefasst. Ursächlich kommen bei peripheren Nervenläsionen sowohl mechanische als auch entzündliche und metabolische Schädigungen in Betracht, bei Tumorpatienten stehen zudem häufig toxische Nervenschädigungen – beispielsweise nach einer Chemotherapie – im Vordergrund. Aus diagnostischen Erwägungen ist es sinnvoll, Erkrankungen mit einem fokalen Befall, bei denen nur ein peripherer Nerv oder

Tabelle 2.1

Einteilung neuropathischer Tumorschmerzsyndrome nach Läsionsort (Beispiele)

Periphere Nerven	Mononeuropathien (nach Vinca-Alkaloid-Therapie) Polyneuropathien (nach Paclitaxel-Therapie) Plexusläsionen (nach Plexusinfiltration bei Mamma-Ca)
Radikulär (peripher)	Wurzelkompressionssyndrom (bei ossärer Metastasierung) Postzosterische Neuralgie als tumorassoziierte Neuropathie
Spinal (zentral)	Intraspinale Tumoren
Zerebral (zentral)	Intrakranielle Tumoren

eine Nervenwurzel ursächlich geschädigt wurde, zu unterscheiden von Erkrankungen mit einem diffusen Befall, bei denen mehrere Nerven gleichzeitig betroffen sind (Polyneuropathien) (Tab. 2.1).

2.2 Läsionen des zentralen Nervensystems

Zentraler Schmerz ist als „Schmerz nach einer Läsion des zentralen Nervensystems (ZNS)" definiert. Die Ursache der Schmerzen ist ein primärer Prozess im ZNS. Danach werden Schmerzsyndrome, die sekundär nach einer ZNS-Erkrankung entstehen, z. B. schmerzhafte Spasmen, eindeutig nicht zu den zentralen Schmerzen gezählt. Zentrale Schmerzen können bei Verletzungen im gesamten Bereich der Neuraxis entstehen, d. h. bei Läsionen im Rückenmark (hier beispielsweise durch ein Meningeom), im Hirnstamm, im Thalamus, in subkortikalen Strukturen und im Kortex.

3 Anamnese und klinische Diagnostik bei neuropathischen Schmerzsyndromen

Die Diagnostik neuropathischer Schmerzen bei Tumorpatienten dient der Aufklärung der zugrunde liegenden Ursache und der Charakterisierung des Schmerzsyndroms, insbesondere der Abgrenzung gegenüber nozizeptiven Schmerzen, bei denen das schmerzleitende System intakt ist. Sie stützt sich in erster Linie auf den objektiven Nachweis einer Läsion im Nervensystem in Kombination mit den für Neuropathien typischen klinischen somatosensorischen Symptomen und Zeichen.

Folgende strukturierte Anamnese ist ratsam:

3.1 Allgemeine Anamnese

Bei der allgemeinen und krankheitsspezifischen Anamnese sollten Fragen zur Art des Tumors und dessen Stadium sowie einer möglichen Metastasierung (z. B. Hirnmetastasen) erfolgen. Besonders wichtig sind auch Angaben zur Therapie, um eventuelle Nervenläsionen als Nebenwirkung oder Komplikation der therapeutischen Maßnahmen (z. B. nach einer Chemo- oder Radiotherapie) zu erfassen. Bei Patienten mit einer Polyneuropathie bisher unklarer Ätiologie sollte auch eine paraneoplastische Neuropathie (z. B. bei einem kleinzelligen Bronchialkarzinom) in Betracht gezogen werden und eine Malignomsuche erfolgen.

Zusätzlich sollten andere Ursachen neuropathischer Schmerzen (z. B. Diabetes mellitus, Alkoholkonsum) auch beim Tumorpatienten ausgeschlossen werden.

3.2 Anamnese unter besonderer Berücksichtigung der Schmerzsituation (Schmerzanamnese)

Neben der allgemeinen und krankheitsspezifischen Anamnese sollten Informationen zu Beginn und Dauer der Schmerzen, zu den zeitlichen Charakteristika (Dauerschmerz vs. intermittierender Schmerz), zu Schmerzqualität und Schmerzlokalisation erhoben werden. Wesentlich sind außerdem Informationen über die funktionelle Beeinträchtigung durch die Schmerzen sowie die bisherigen, vor allem erfolglosen Behandlungen. Schmerzrelevante Komorbiditäten wie Angst, Depression und Schlafstörungen dürfen nicht übersehen werden.

3.3 Schmerzqualität
(Tabelle 3.1)

Spontanschmerzen

Viele Tumorpatienten mit neuropathischen Schmerzen leiden an spontan (ohne äußeren Reiz) auftretenden Schmerzen, charakteristischerweise mit einer brennenden Qualität (häufig aufgrund einer chemotherapieinduzierten Polyneuropathie). Die ebenfalls spontan auftretenden, einschießenden, stechenden Schmerzattacken können typisch für einige Formen neuropathischer Schmerzen bei Tumorerkrankungen sein. Sie treten beispielsweise bei operationsbedingten Stumpf- und Phantomschmerzen sowie bei der akuten und chronischen Zosterneuralgie auf. Kribbelparästhesien (Ameisenlaufen) und Dysästhesien (unangenehme Parästhesien) zählen zu den typischen spontanen Empfindungen bei chemotherapieinduzierten Polyneuropathien. Einige Patienten beschreiben auch Muskelkrämpfe. Symptome, die durch ein Druckgefühl in

Tabelle 3.1

Definition und Untersuchung negativer und positiver sensorischer Symptome bei neuropathischen Schmerzen

		Symptom	Definition	Bedside-Test	Erwartete Antwort
Negativsymptom		Hypästhesie	Reduzierte Empfindung nicht-schmerzhafter Reize	Bestreichen der Haut mit Pinsel oder Watteträger	Reduzierte Empfindung, Taubheit
		Pallhypästhesie eines Vibrationsreizes	Reduzierte Empfindung über Knochen oder Gelenk	Applikation der Stimmgabel	Reduzierte Empfindung
		Hypalgesie	Reduzierte Empfindung schmerzhafter Reize	Berühren der Haut mit PinPrick	Reduzierte Empfindung, Taubheit
		Therm-hypästhesie	Reduzierte Empfindung eines Warm- oder Kaltreizes	Berührung der Haut mit kalten / warmen Gegenständen (z. B. 10°C / 45°C, Tiptherm, Wasserglas, Acetonspray, Metallrolle)	Reduzierte Empfindung (erhöhte Temperaturschwellen), bei Schädigung der Kaltfasern auch paradoxe Hitzeempfindung
Positivsymptom	Spontane Empfindung Spontanschmerz	Parästhesien	Nicht-schmerzhafte anhaltende kribbelnde Empfindung (Ameisenlaufen)	Fragen nach Intensität (0–10), Größe der Fläche in cm^2	–
		Dysästhesien	Schmerzhafte anhaltende kribbelnde Empfindung	Fragen nach Intensität (0–10), Größe der Fläche in cm^2	–
		Einschießende Schmerzattacke	Elektrisierende Schocks von Sekunden Dauer	Fragen nach Anzahl pro Zeit und Intensität (0–10), auslösende Schwelle	–
		Oberflächlicher Schmerz	Schmerzhafte anhaltende Empfindung, oft brennend	Fragen nach Intensität (0–10), Größe der Fläche in cm^2	–
	Evozierter Schmerz	Mechanisch-dynamische Allodynie	Normalerweise nicht-schmerzhafter leichter Reiz auf der Haut löst Schmerz aus	Bestreichen der Haut mit Pinsel oder Watteträger	Brennender, stechender Schmerz in der primär betroffenen Zone und darüber hinaus (sekundäre Zone)
		Mechanisch-statische Allodynie	Normalerweise nicht-schmerzhafter leichter statischer Druck auf der Haut löst Schmerz aus	Leichter Fingerdruck auf der Haut	Dumpfer Schmerz in der primär betroffenen Zone
		Mechanische PinPrick-Allodynie (Hyperalgesie)	Normalerweise leicht stechender, nicht-/leichtschmerzhafter Reiz auf der Haut löst (einen stärkeren) Schmerz aus	Berühren der Haut mit PinPrick, scharfem Zahnstocher oder steifem von-Frey-Haar	Stechender Schmerz in der primär betroffenen Zone und darüber hinaus (sekundäre Zone)
		Kälte-Allodynie (Hyperalgesie)	Normalerweise nicht/leicht schmerzhafter Kaltreiz auf der Haut löst (einen stärkeren) Schmerz aus	Berührung der Haut mit kalten Gegenständen (z. B. 10°C, Metallrolle, Tiptherm, Wasserglas, Acetonspray)	Schmerzhaft-brennende Temperaturmissempfindungen in der primär betroffenen Zone, paradoxe Hitzeempfindung
		Hitze-Allodynie (Hyperalgesie)	Normalerweise nicht/leicht schmerzhafter Warmreiz auf der Haut löst (einen stärkeren) Schmerz aus	Berührung der Haut mit warmen Gegenständen (z. B. 45°C, Metallrolle, Tiptherm, Wasserglas)	Schmerzhaft-brennende Temperaturmissempfindungen in der primär betroffenen Zone

Legende: NAS, numerische Analogskala zur Einschätzung der Schmerzintensität.
0 – kein Schmerz, 10 – stärkster vorstellbarer Schmerz.

der Tiefe der Extremitäten zu einer Restless-Legs-Like Symptomatik führen, sollten erfasst werden.

Evozierte Schmerzen

Klinisch extrem unangenehm und deshalb häufig therapiebedürftig sind neben den Spontanschmerzen die sogenannten evozierten Schmerzen. Dieser Schmerztyp wird im Gegensatz zu dem Spontanschmerz durch die Applikation eines äußeren Reizes ausgelöst. Eine Hyperalgesie (Abb. 3.1) liegt vor, wenn durch einen primär leichtschmerzhaften Reiz ein reizinadäquater, intensiverer Schmerz ausgelöst wird (z. B. mechanische Hyperalgesie). Ein weiterer Spezialfall der Schmerzüberempfindlichkeit ist die Allodynie (Abb. 3.1). Hierbei werden sogar solche Reize als schmerzhaft empfunden, die keine peripheren Nozizeptoren aktivieren können (z. B. leichte Berührung, Warm- oder Kaltreiz). Die Kälte-Allodynie

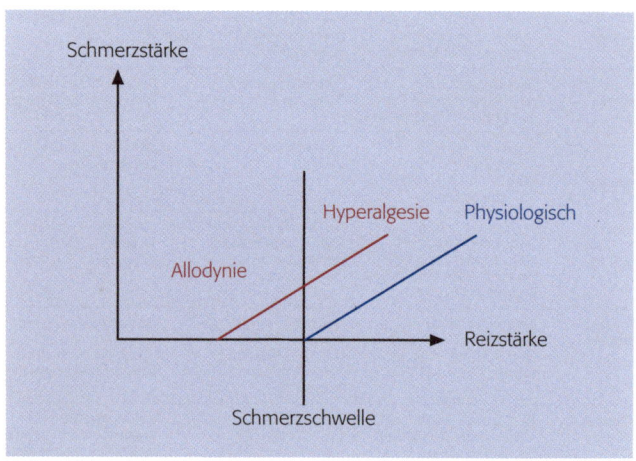

Abb. 3.1 Grafische Darstellung der Allodynie und Hyperalgesie.

tritt häufig in der Akutphase der Oxaliplatin-Chemo-
therapie oder bei zentralen Schmerzsyndromen etwa
durch Metastasen auf.

3.4 Neurologische Untersuchung mit besonderer Berücksichtigung der somato-sensorischen Prüfung und der Schmerzanalyse (Tabelle 3.1)

Eine vollständige neurologische Untersuchung wird
empfohlen. Die neurologischen Ausfallssymptome im
sensiblen, motorischen und autonomen System sollten
erfasst werden. Die Untersuchung des sensiblen Systems
ist von besonderer Bedeutung und soll Negativsymp-
tome, sensible Ausfälle und positive Phänomene fest-
stellen.

Negativ- und Positivsymptome

Unter Ausfallssymptomen (Negativsymptomen) ver-
steht man Hypästhesien, Pallhypästhesien, Hypalgesien,
Thermhypästhesien, Lagesinnstörungen oder entsprechende Anästhesien (komplette Ausfälle). Als positive
sensible Phänomene können Parästhesien, Dysästhesien
und spontane sowie evozierte Schmerzen auftreten.

Evozierte Schmerzen

Mit einfachen klinischen Testverfahren (Bedside-Tests
zur Erfassung positiver und negativer sensibler Symptome, z. B. v. Frey-Haare, Allodynie-Testung, Allodynie-
Zonen-Mapping, immer im Seitenvergleich) kann man
die verschiedenen Arten evozierter Schmerzen in sta-
tisch-mechanische Allodynie, dynamisch-mechanische
Allodynie, Kälte-Allodynie sowie die entsprechenden
Hyperalgesieklassen unterteilen (Tabelle 3.1).

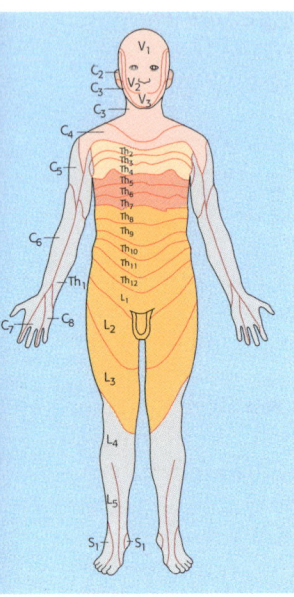

Abb. 3.2 Dermatome.

3.5 Schmerzlokalisation

Das Punctum maximum des Schmerzes sollte erfasst werden, ebenso die Schmerzausstrahlung sowie die Frage, ob ein Schmerz oberflächlich oder in der Tiefe verspürt wird.

Beispiele:

Bei einer chemotherapieinduzierten Neuropathie wird häufig ein handschuh- oder strumpfförmiges Verteilungsmuster der Schmerzen beobachtet.

Ein Hauptschmerz im Rücken mit Ausstrahlung in die Extremität entlang der betroffenen Dermatome (radikulär) kann bei ossären Wirbelkörpermetastasen auftreten, die zu einer Wurzelkompression führen (Abb. 3.2).

3.6 Standardisierte Erfassung der Schmerzintensität und -qualität

Die Schmerzstärke stellt ein subjektives Erlebnismaß dar. Zur Quantifizierung haben sich zwei Messskalen bewährt. Die visuelle Analogskala (VAS) besteht aus einer 10 cm langen, horizontalen Linie, an der nur die Endpunkte „kein Schmerz" und „maximal vorstellbarer Schmerz" beschriftet sind (Abb. 3.3). Der Patient markiert mit einem senkrechten Strich die empfundene Schmerzstärke. Bei der Numerischen Ratingskala (NRS) wird dem Patienten eine Zahlenreihe zur Auswahl ange-

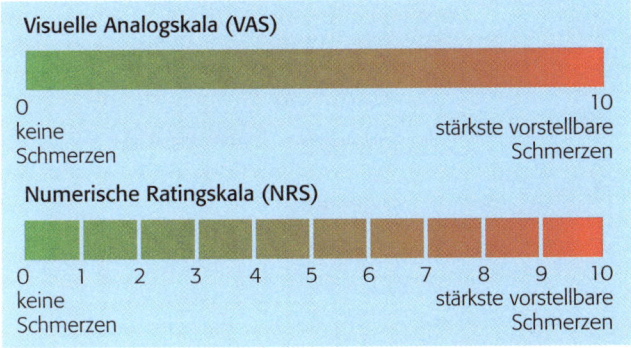

Abb. 3.3 Messskalen zur Erfassung der Schmerzintensität.

boten, wobei der Wert 0 „kein Schmerz" und der Wert 10 „maximal vorstellbarer Schmerz" bedeuten. Um den Verlauf einer chronischen Schmerzerkrankung sowie den Therapieerfolg zu dokumentieren, hat sich die Benutzung von Schmerztagebüchern bewährt. Diese Bücher sollten neben Schmerzintensität, Schlafverhalten und besonderen Vorkommnissen auch die Einnahme von Medikamenten dokumentieren.

Es sind mehrere Fragebögen erhältlich, um Symptome von neuropathischen Schmerzen qualitativ und quantitativ zu erfassen. Mit painDETECT® ist im deutschsprachigen Raum ein Fragebogen erhältlich, der ein einfaches und zuverlässiges Screening-Tool für die Wahrscheinlichkeit einer neuropathischen Schmerzkomponente bei chronischen Schmerzerkrankungen darstellt (neuropathisch vs. nozizeptiv). Sensitivität und Spezifität liegen bei über 80 %. Dieser Fragebogen wird vom Patienten ausgefüllt und erfasst Schmerzintensität, -muster und -qualität. Eine klinische Untersuchung ist nicht Teil die-

painDETECT™   SCHMERZ-FRAGEBOGEN

Datum: _____ Patient: Name: _____ Vorname: _____

Wie würden Sie Ihren Schmerz **jetzt** im Augenblick einschätzen?

| 0 | 1 | 2 | 3 | 4 | 5 | 6 | 7 | 8 | 9 | 10 |

kein   max

Wie stark war der **stärkste** Schmerz in den letzten 4 Wochen?

| 0 | 1 | 2 | 3 | 4 | 5 | 6 | 7 | 8 | 9 | 10 |

kein   max

Wie stark war der Schmerz in den letzten 4 Wochen im **Durchschnitt**?

| 0 | 1 | 2 | 3 | 4 | 5 | 6 | 7 | 8 | 9 | 10 |

kein   max

Kreuzen Sie das Bild an, welches Ihren Schmerzverlauf am besten beschreibt:

Dauerschmerzen mit leichten Schwankungen ☐

Dauerschmerzen mit Schmerzattacken ☐

Schmerzattacken dazwischen schmerzfrei ☐

Schmerzattacken dazwischen Schmerzen ☐

Bitte kennzeichnen Sie Ihren **Hauptschmerzbereich**

Strahlt Ihr Schmerz in weitere Körperregionen aus?   ja ☐   nein ☐

wenn ja, dann zeichnen Sie bitte die Richtung ein, wohin der Schmerz ausstrahlt.

Leiden Sie in den eingezeichneten Bereichen an einem Brenngefühl (z.B. Brennnessel)?

nie ☐   kaum ☐   gering ☐   mittel ☐   stark ☐   sehr stark ☐

Haben Sie im Bereich Ihrer Schmerzen ein Kribbel- oder Prickelgefühl (wie Ameisenlaufen, Stromkribbeln)?

nie ☐   kaum ☐   gering ☐   mittel ☐   stark ☐   sehr stark ☐

Ist leichte Berührung (Kleidung, Bettdecke) in diesem Bereich schmerzhaft?

nie ☐   kaum ☐   gering ☐   mittel ☐   stark ☐   sehr stark ☐

Haben Sie im Bereich Ihrer Schmerzen blitzartige, elektrisierende Schmerzattacken?

nie ☐   kaum ☐   gering ☐   mittel ☐   stark ☐   sehr stark ☐

Ist Kälte oder Wärme (Badewannenwasser) in diesem Bereich gelegentlich schmerzhaft?

nie ☐   kaum ☐   gering ☐   mittel ☐   stark ☐   sehr stark ☐

Leiden Sie in den von Ihnen eingezeichneten Bereichen unter Taubheitsgefühl?

nie ☐   kaum ☐   gering ☐   mittel ☐   stark ☐   sehr stark ☐

Löst ein leichter Druck z.B. mit dem Finger in diesem Bereich Schmerzen aus?

nie ☐   kaum ☐   gering ☐   mittel ☐   stark ☐   sehr stark ☐

(vom Arzt auszufüllen)

nie	kaum	gering	mittel	stark	sehr stark
☐ x 0 = 0	☐ x 1 = ☐	☐ x 2 = ☐☐	☐ x 3 = ☐☐	☐ x 4 = ☐☐	☐ x 5 = ☐☐

Score-Gesamtsumme ☐☐ von 35

Abb. 3.4 Fragebogen zur Erfassung neuropathischer Schmerzkomponenten (Freynhagen et al. 2005). Auswertung siehe rechts.

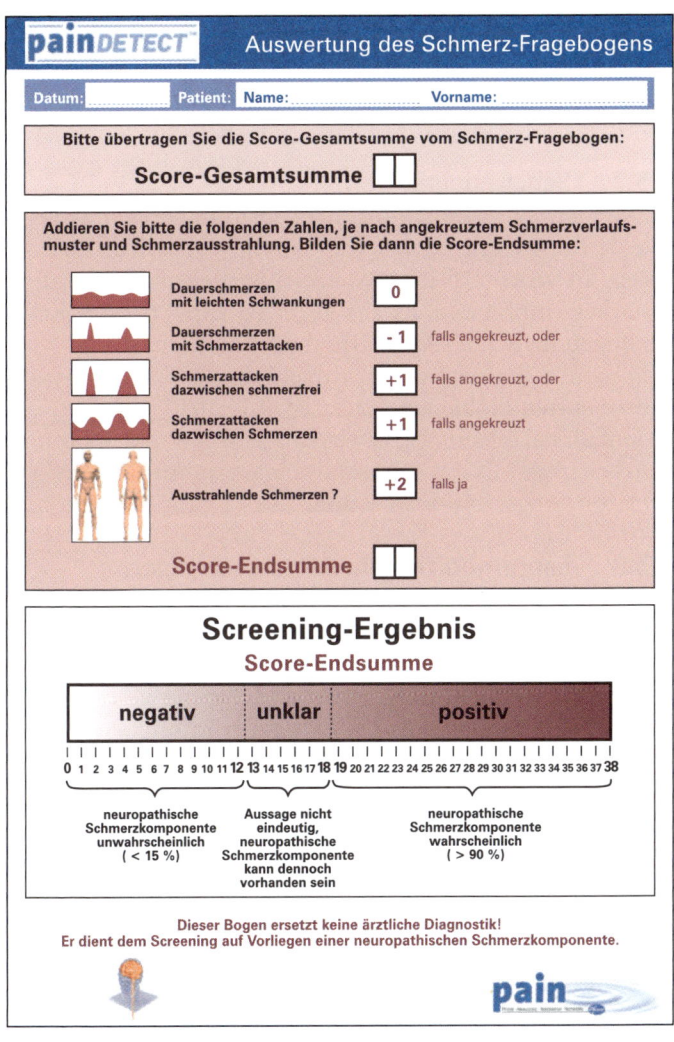

painDETECT™ — Auswertung des Schmerz-Fragebogens

Datum: | Patient: | Name: | Vorname:

Bitte übertragen Sie die Score-Gesamtsumme vom Schmerz-Fragebogen:

Score-Gesamtsumme

Addieren Sie bitte die folgenden Zahlen, je nach angekreuztem Schmerzverlaufsmuster und Schmerzausstrahlung. Bilden Sie dann die Score-Endsumme:

Dauerschmerzen mit leichten Schwankungen	**0**	
Dauerschmerzen mit Schmerzattacken	**- 1**	falls angekreuzt, oder
Schmerzattacken dazwischen schmerzfrei	**+1**	falls angekreuzt, oder
Schmerzattacken dazwischen Schmerzen	**+1**	falls angekreuzt
Ausstrahlende Schmerzen ?	**+2**	falls ja

Score-Endsumme

Screening-Ergebnis
Score-Endsumme

negativ	unklar	positiv

0 1 2 3 4 5 6 7 8 9 10 11 12 13 14 15 16 17 18 19 20 21 22 23 24 25 26 27 28 29 30 31 32 33 34 35 36 37 38

neuropathische Schmerzkomponente unwahrscheinlich (< 15 %) | Aussage nicht eindeutig, neuropathische Schmerzkomponente kann dennoch vorhanden sein | neuropathische Schmerzkomponente wahrscheinlich (> 90 %)

Dieser Bogen ersetzt keine ärztliche Diagnostik!
Er dient dem Screening auf Vorliegen einer neuropathischen Schmerzkomponente.

pain

ses Screenings. Daher liefert der Fragebogen zwar einen wichtigen Hinweis auf das mögliche Vorliegen einer neuropathischen Schmerzkomponente, ersetzt jedoch keinesfalls eine sich anschließende Diagnostik (Abb. 3.4).

3.7 Schlafqualität

Die meisten Patienten mit neuropathischen Schmerzen leiden unter erheblichen Ein- und Durchschlafstörungen. In vielen Fällen werden Schmerzen nachts häufig stärker empfunden als am Tage. Es kann zu Verschiebungen im Schlaf-Wach-Rhythmus kommen.

Dies führt zu weiteren Leistungseinbußen, es kommt zu vermehrten Problemen im sozialen Umfeld und gegebenenfalls bei erhaltener Arbeitsfähigkeit zu Problemen am Arbeitsplatz. Es intensivieren sich Symptome wie Resignation, Angst und Depression.

3.8 Labormedizinische Untersuchungen

Insbesondere bei fortgeschrittenem Tumorleiden und Malignom assoziiertem neuropathischen Schmerzsyndrom sind weiterführende labormedizinische Untersuchungen von untergeordneter Bedeutung. Bei Verdacht auf ein paraneoplastisches Syndrom allerdings sollten – zur Suche nach entsprechenden Antikörpern – Blut und Liquor untersucht werden.

3.9 Apparative Diagnostik

Beim Verdacht auf ein neuropathisches Schmerzsyndrom sollte versucht werden, die Läsion im Nervensystem mittels neurophysiologischer oder bildgebender Techniken zu dokumentieren.

Besteht der klinische Verdacht auf eine Polyneuropathie oder auf eine fokale periphere Läsion, sollte eine Neurografie der betroffenen, insbesondere afferenten Nerven erfolgen. In Bezug auf das nozizeptive System ergeben sich hierbei allerdings folgende Schwierigkeiten: Die bei neuropathischen Schmerzsyndromen betroffenen schmerzleitenden Nervenfasern gehören zur Kategorie der schwach- bzw. unmyelinisierten Fasern (dünne Fasern, Aδ-, C-Fasern). Die konventionelle Neurografie (Abb. 3.5) erfasst dagegen aus technischen Gründen nur die schnell leitenden myelinisierten motorischen und afferenten Fasern des Aα- und Aβ-Spektrums. Diese Fasern machen aber nur 15–25 % der Axone in peripheren Nerven aus. Dünne, marklose und schwach myelinisierte Fasersysteme entgehen somit der Routinediagnostik. Wenn alle Systeme bei peripheren Neuropathien betroffen sind, lassen Auffälligkeiten in der Neurografie auch Rückschlüsse auf die zu dokumentierende Verletzung nozizeptiver Fasern zu. Es gibt allerdings eine Sonderform der Polyneuropathie, die isolierte Neuropathie der dünnen Fasern (Small-fiber-Neuropathie), die mit der elektrophysiologischen Routinediagnostik somit nicht erfasst werden kann. Einige Neuropathieursachen – wie Bortezomib-induzierte und die Oxaliplatin-induzierte Neuropathie – stellen Prädispositionsfaktoren für eine Small-fiber-Neuropathie dar. Aus diesem Grund sollte bei typischen polyneuropathischen Beschwerden grundsätzlich auch bei unauffälligem neurografischen Befund ein Bedside-Test durchgeführt werden (Pin-Prick-Test, Temperaturempfindung, Tabelle 3.1), um eine orientierende Einschätzung über die Funktion der dünnen Fasern zu erhalten.

Zum Beweis und zur quantitativen Analyse einer Schädigung der dünnen Schmerzbahnen (V. a. auf eine „Small-fiber-Neuropathie") stehen neurophysiologische Spezialverfahren zur Verfügung, wie z. B. die Quantita-

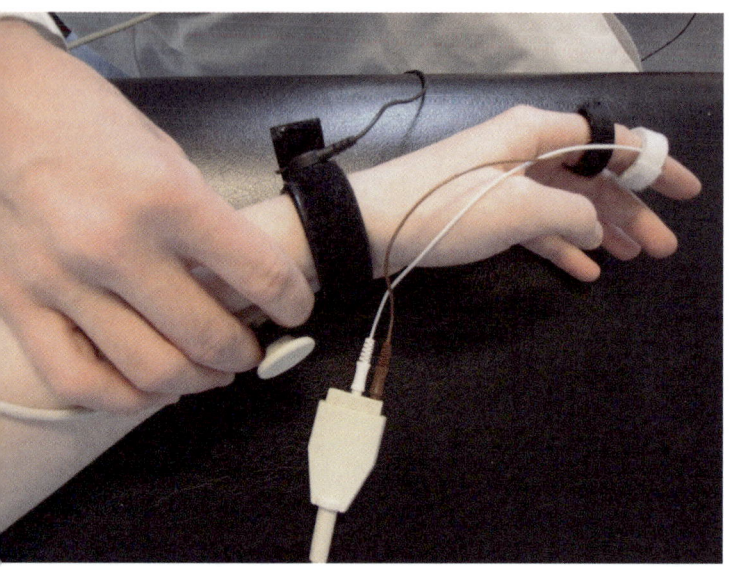

Abb. 3.5 Die konventionelle Neurografie erfasst aus technischen Gründen nur die schnell leitenden myelinisierten motorischen und afferenten Fasern des Aα- und Aβ-Spektrums.

tive Sensorische Testung (QST) (Abb. 3.6). Sie ist ein psychophysikalisches Testverfahren, mit dem die Temperaturempfindungs- und -schmerzschwellen an verschiedenen Hautarealen gemessen werden können. Die Analyse der Laser-Schmerz evozierten Hirn-Potenziale (LEP) stellt ein weiteres objektives Verfahren zur Messung der Schmerzbahnen dar. Die Diagnose kann zudem mittels morphometrischer Bestimmung der Hautinnervationsdichte aus einer Hautstanzbiopsie gestellt werden.

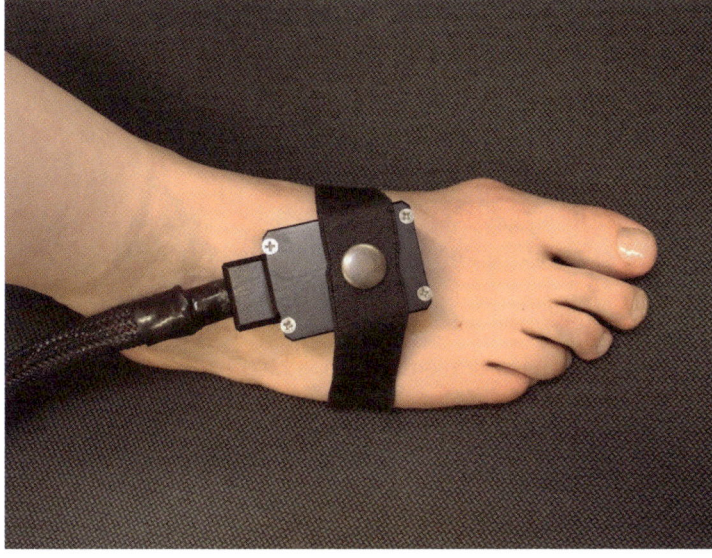

Abb. 3.6 Quantitative Sensorische Testung (QST) erlaubt die Funktionsprüfung der schmerzleitenden schwach- bzw. unmyelinisierten Fasern (dünne Fasern, Aδ-, C-Fasern).

Liegt ein zentrales Schmerzsyndrom vor, sollte mit bildgebender Diagnostik (MRT), Liquordiagnostik und/oder neurophysiologischen Methoden (insb. somatosensorisch evozierte Potenziale, SEP) die Läsion im zentralen Nervensystem nachgewiesen werden. Wiederum ist zu beachten, dass die SEP nur die Funktion der Hinterstränge und des lemniskalen Systems analysieren, die bei einigen Patienten unbeeinträchtigt sein können. Das spinothalamische System, das dagegen bei zentralen Schmerzen obligat betroffen ist, kann wiederum nur mit dem quantitativen Thermotest (QST) oder den LEP untersucht werden.

4 Formen neuropathischer Schmerzen bei Tumorerkrankungen

Tabelle 4.1 zeigt eine an der Ätiologie orientierte Gliederung von im Zusammenhang mit Tumoren stehenden Neuropathien:

Tabelle 4.1

Neuropathische Schmerzen bei Tumorpatienten

1. Tumorbegleitende Neuropathien
   – paraneoplastische Syndrome

2. Therapieassoziierte Neuropathien
   – nach chirurgischem Eingriff
   – nach Strahlentherapie
   – nach Chemotherapie

3. Tumorinduzierte Neuropathien
   – Tumorinfiltration peripherer Nerven, Nervenplexus und -wurzeln
   – Rückenmarkskompression und -infiltration bei spinalen Metastasen
   – Zentrale Schmerzen bei Kompression (Hirntumoren)

4. Tumorassoziierte Neuropathien
   – Herpes zoster, postzosterische Neuralgie

4.1 Tumorbegleitende Neuropathien: paraneoplastische Syndrome

Nicht selten bereits vor der Diagnose des eigentlichen Malignoms kommen insbesondere beim kleinzelligen Bronchialkarzinom tumorbegleitende paraneoplastische Polyneuropathien vor.

Denny Brown beschrieb bereits 1948 zwei Patienten mit einer bislang unklaren Polyneuropathie, die sich weit vor der eigentlichen Tumorerkrankung manifestierte, und gab dadurch den Anstoß zum Konzept der paraneoplastischen Neurotoxizität. Die Identifikation von gegen neurale Strukturen gerichteten Autoantikörpern war ein wichtiger Schritt sowohl für das Verständnis als auch die Diagnostik paraneoplastischer Syndrome. So weiß man beispielsweise heute, dass Anti-Hu-Antikörper und Anti-Cv2-/-CRMP5-Antikörper mit einer paraneoplastischen sensorischen Neuropathie assoziiert sein können; die zugrunde liegende Tumorerkrankung ist dabei in 70–80 % der Fälle ein kleinzelliges Bronchialkarzinom (Abb. 4.1),

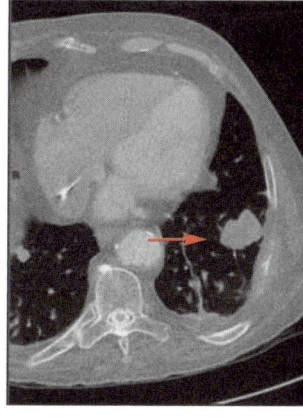

Abb. 4.1
Bronchialkarzinom (CT)

darüber hinaus kommen auch Karzinome der Mamma oder des Ovars, Sarkome und das Hodgkin-Lymphom als Ursache vor.

Klinisch manifestieren sich die paraneoplastischen Polyneuropathien in den meisten Fällen als sensible Neuronopathie (Befall der großen sensiblen Spinalgangliensomata) mit Ausbildung einer ataktischen Bewegungsstörung als Zeichen einer Schädigung dicker myelinisierter primär afferenter Neurone. Small-fiber-Polyneuropathien, die sehr häufig mit neuropathischen Schmerzen assoziiert sind, kommen in 25 % der Fälle vor. Bei Verdacht auf eine paraneoplastische Polyneuropathie sollte deshalb neben einem entsprechenden Antikörpernachweis eine Malignomsuche mittels Computertomografie von Thorax, Abdomen und Becken erfolgen. Bei negativem Befund kann die Suche durch eine Positronen-Emissions-Tomografie (PET) ergänzt werden.

4.2 Therapieassoziierte Neuropathien

Von großer Bedeutung sind Nervenläsionen als Nebenwirkung oder Komplikation therapeutischer Maßnahmen:

4.2.1 Postchirurgische Neuropathien

Während der operativen Versorgung maligner Tumoren können periphere Nerven häufig nicht adäquat präpariert und geschont werden. Entsprechende posttraumatische Neuropathien entwickeln sich besonders im Rahmen des Postmastektomie- oder Postthorakotomie-Syndroms. Phantom- und Stumpfschmerzen nach Operationen, in denen Gliedmaßen amputiert werden, stellen eine Folge derartiger Neuropathien dar.

4.2.2 Strahlentherapieinduzierte Neuropathien

Durch eine Bestrahlung von Tumorgewebe verursachte Plexopathien infolge einer Plexusfibrose lassen sich oftmals schwer von einer Progression des jeweiligen Malignoms differenzieren. Darüber hinaus ist das Vorkommen radiogener Myelopathien zu nennen, einer ernst zu nehmenden Spätfolge von Radiotherapien tumorbedingter Rückenmarkskompressionen.

4.2.3 Chemotherapieinduzierte Polyneuropathien

Von besonderer Wichtigkeit sind die durch neurotoxische Zytostatika induzierten Neuropathien. In einer Vielzahl von Standardchemotherapieschemata sind neurotoxische Chemotherapeutika wie beispielsweise Platinverbindungen, Taxoide oder Vinca-Alkaloide enthalten (Tab. 4.2). Entsprechend oft tritt eine Neuropathie auf, die aufgrund ihres Verlaufes mit teilweise schweren Schmerzsyndromen eine deutliche Einschränkung der Lebensqualität bedeutet und letztlich dosislimitierend für die Chemotherapie sein kann. Daher ist es wichtig,

Tabelle 4.2

Neurotoxische Zytostatika enthaltende Standard-chemotherapieschemata

Hodgkin-Lymphom	COPP-Schema (Vincristin) ABVD-Schema (Vinblastin)
Non-Hodgkin-Lymphome	CHOP-Schema (Vincristin)
Chronisch-lymphatische Leukämie	COP-Schema (Vincristin)
Multiples Myelom	Bortezomib-Therapie Thalidomid-Therapie Lenalidomid-Therapie
Hodenkarzinom	PEB-Schema (Cisplatin) PEI-Schema (Cisplatin)
Kleinzelliges Bronchialkarzinom	ACO-Schema (Vincristin) VIP-Schema (Cisplatin) CE-Schema (Cisplatin)
Nicht-kleinzelliges Bronchialkarzinom	CG-Schema (Cisplatin) CE-Schema (Cisplatin) CV-Schema (Cisplatin, Vinorelbin)
Kolonkarzinome	FOLFOX-Schema (Oxaliplatin)
Mammakarzinom	AC-T-Schema (Paclitaxel) TAC-Schema (Docetaxel)
Ovarialkarzinom	Carboplatin-Schema Carboplatin-Paclitaxel-Schema

basierend auf der Kenntnis der klinischen Charakteristika, eine durch Zytostatika verursachte Nervenschädigung frühzeitig zu erkennen und in die weitere Therapieplanung mit einzubeziehen. Im Folgenden werden häufig verabreichte neurotoxische Chemotherapeutika besprochen. Tabelle 4.3 gibt einen Überblick über die klinischen und elektrophysiologischen Charakteristika der sich entwickelnden Neuropathien.

4.2.3.1 Platinverbindungen

Die Gruppe der Platinderivate besteht aus drei Substanzen, dem Cisplatin, dem Carboplatin und dem Oxaliplatin. Chemisch handelt es sich dabei um planare cis-Diamin-Komplexe mit zweiwertigem Platin als Zentralatom. Intrazellulär entstehen aus den Platinverbindungen hochreaktive Aquo- und Hydroxykomplexe. Diese können die Zelle aufgrund ihrer positiven Ladung kaum verlassen und vernetzen DNA-Stränge miteinander (Ausbildung von DNA-Intrastrang- und Interstrang-Quervernetzungen). Auf diese Weise wird die Zellteilung gehemmt und die Zelle in die Apoptose geführt.

Cisplatin

Erste Hinweise auf eine zytostatische Wirksamkeit der Substanz ergaben sich Mitte der sechziger Jahre bei Studien über den Einfluss elektrischer Felder auf das Zellwachstum. Hierbei kam es bei der Verwendung von Platinelektroden zu einem Wachstum, aber nicht zur Teilung von Bakterien. Trotz eines guten Ansprechens von Neoplasmen der Keimdrüsen auf das Pharmakon setzte es sich aufgrund ausgeprägter gastrointestinaler Nebenwirkungen und seiner Nephrotoxizität zunächst nicht durch. Erst nachdem erkannt wurde, dass eine ausreichende Hydratation und Diurese die Nephrotoxizität deutlich reduzieren, waren die Voraussetzungen für einen breiten klinischen Einsatz gegeben. Heute wird Cisplatin unter anderem bei Tumoren der Testes, der

Ovarien sowie bei Bronchialkarzinomen und Platten-epithelkarzinomen, ferner bei Karzinomen im Kopf- und Halsbereich sowie bei Sarkomen eingesetzt.

Klinische Manifestation
der Cisplatin-induzierten Neuropathie

Die Angaben über die Häufigkeit der durch Cisplatin induzierten Neuropathie sind sehr schwankend und reichen in Abhängigkeit von der verabreichten Dosis von 30 % bis 100 %. Als Frühzeichen der Nervenschädigung treten eine Abnahme des Vibrationsempfindens sowie ein Verlust der Achillessehnenreflexe auf. Im weiteren Verlauf der Neuropathie kann es zum Auftreten von positiven sensorischen Symptomen wie Parästhesien oder gar schmerzhaften Dysästhesien kommen. Weitere klinische Manifestationen sind Störungen der Propriozeption sowie seltener eine sensible Ataxie. Die Angaben zur Beeinträchtigung der Temperatur- und Schmerzwahrnehmung sind nicht einheitlich. Einzelne Arbeiten berichten über das Auftreten autonomer Neuropathien, welche die Herzinnervation und orthostatische Regulation betreffen. Histologische Untersuchungen von Suralisbiopsien ergaben, passend zu den klinischen und elektrophysiologischen Daten, das Bild einer überwiegend die myelinisierten Afferenzen betreffenden axonalen Polyneuropathie mit gering ausgeprägter sekundärer Schädigung der Myelinscheiden.

Aussagen über die Prognose der Neuropathie sowie prädisponierende Faktoren sind nicht eindeutig zu treffen. Auch nach Absetzen des Zytostatikums kann es zu einer Zunahme der Symptome kommen. Generell ist die Neuropathie reversibel, die Erholung kann jedoch in Abhängigkeit von der Schwere der Erkrankung Monate bis Jahre dauern.

Tabelle 4.3 Klinische und elektrophysiologische Charakteristika Zyt(

Zytostatikum	Sensible Symptome	Schmerz-charakter	Motorische Symptome
Platinverbindungen Cisplatin	Parästhesien, Vibrationssinn ↓, Propriozeption ↓, Thermo- und Nozizeption ?	Dysästhesien	Keine
Carboplatin	Wie Cisplatin, aber Neurotoxizität im Vergleich geringer	Wie Cisplatin, aber im Vergleich seltener	Wie Cisplatir
Oxaliplatin (akut)		Dysästhesien, Kälte-Allodynie, mech. Hyperalgesie	Vereinzelt Muskel-spasmen
Oxaliplatin (chronisch)	Wie Cisplatin		Wie Cisplatir
Taxoide Paclitaxel, Docetaxel	Parästhesien, Propriozeption ↓, Vibrationssinn ↓, Mechano-rezeption ↓, Thermo- und Nozizeption ↓	Dysästhesien; Schmerzen mit brennendem, dumpfem, klopfendem Charakter; paradoxe Hitzeempfindung	Selten (proximale > distale Paresen)
Vinca-Alkaloide Vinblastin, Vincristin, Vindesin, Vinorelbin	Propriozeption ↓, Vibrationssinn ↓, Mechano-rezeption ↓, Thermo- und Nozizeption ↓	Dysästhesien, brennende, stechende Schmerzen	Distal beton Paresen
Weitere Substanzen Bortezomib	Propriozeption ↓, Vibrationssinn ↓, Mechanorezeption ↓, Thermo- und Nozizeption ↓	Dysästhesien, brennender, elektrisierender Schmerz	Selten (dista Paresen)
Thalidomid	Parästhesien, Propriozeption ↓, Vibrationssinn ↓, Mechanorezeption ↓, Thermo- und Nozizeption ↓	Dysästhesien	Selten (Paresen)

a-induzierter Neuropathien

Autonome Symptome	Reflexe	Reversibilität	Elektrophysiolog. Befunde
Selten (orthostatische Hypotension, Reduktion der Herzfrequenzvariabilität)	Abschwächung in Relation zu sensiblen Symptomen	Generell ja, Progredienz über einige Monate nach Absetzen des Zytostatikums möglich	Nur sensible Fasern, axonale Schädigung
Wie Cisplatin	Wie Cisplatin		Wie Cisplatin
Keine	Keine Veränderung	Ja, meist nach wenigen Tagen	Physiol. Nervenleitgeschwindigkeiten
Wie Cisplatin	Wie Cisplatin		Wie Cisplatin
Selten (orthostatische Hypotension)	Abschwächung insb. des ASR	I. d. R. Stagnation, in Einzelfällen Progredienz möglich	Sensible >> motorische Fasern, axonale Schädigung
Orthostatische Hypotension, Reduktion der Herzfrequenzvariabilität; Obstipation, Impotenz	Frühzeitig Abschwächung oder Verlust	I. d. R. nach Absetzen des Zytostatikums	Sensible + motorische Fasern, axonale Schädigung
Selten	Abschwächung in Relation zu sensiblen Symptomen	I. d. R. nach Absetzen des Zytostatikums	Sensible + motorische Fasern, axonale Schädigung
Selten	Abschwächung in Relation zu sensiblen Symptomen	?	Sensible + motorische Fasern, axonale Schädigung

Die neurotoxische Wirkung des Cisplatins ist nicht auf das periphere Nervensystem beschränkt, sondern kann ebenfalls das Rückenmark, den Hirnstamm und das Hörorgan betreffen.

Carboplatin

Eine weitere Platinverbindung ist das Carboplatin, welches in Bezug auf die Hauptanwendungsgebiete dem Cisplatin gleicht. Hinsichtlich der Wirksamkeit ist das Carboplatin dem Cisplatin zumindest gleichwertig, bezüglich der Entstehung einer chemotherapieinduzierten Polyneuropathie gar überlegen, da Carboplatin weniger neurotoxisch ist. In höheren Dosen kann es jedoch unter Carboplatintherapie zur gleichen neurologischen Symptomatik kommen, wie sie unter Cisplatintherapie beschrieben ist. Dosislimitierend ist bei Carboplatin dagegen meistens die Knochenmarksuppression.

Oxaliplatin

Oxaliplatin ist das neueste Platinderivat. Es wird hauptsächlich zur Behandlung des Kolonkarzinoms eingesetzt (Kombination mit 5-Fluoruracil), bei dem andere Platinverbindungen unwirksam sind. Zusätzlich zeigt Oxaliplatin im Gegensatz zu Carboplatin keine Kreuzresistenz mit Cisplatin. Das bedeutet, dass Oxaliplatin in vielen Tumorzellen wirksam ist, die bereits resistent gegen Cisplatin sind. Dosislimitierend ist vor allem die Neurotoxizität. Der Schweregrad dieser Nebenwirkung scheint mit genetischen Varianten der Glutathion-S-Transferase, die Oxaliplatin verstoffwechselt, assoziiert zu sein.

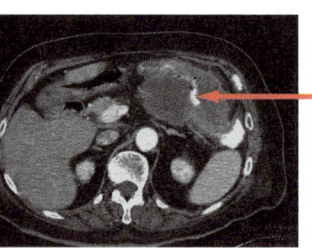

Abb. 4.2
Kolonkarzinom (CT).

**Klinische Manifestation
der Oxaliplatin-induzierten Neuropathie**

Etwa 60–80 % der Patienten entwickeln eine akute reversible Neuropathie, welche sich in Form von Missempfindungen im Bereich des Gesichtes, der Hände, des Mundes und des Halses zeigt. Die Patienten bemerken die Neuropathie häufig während ihres zweiten oder dritten Chemotherapiezyklus. Sie beschreiben diese Akutsymptome häufig als durch Kälteexposition ausgelöste Kribbelparästhesien und schmerzhafte Dysästhesien. Weitere sensorische Symptome sind das Auftreten einer Hitze- und Kälte-Allodynie sowie einer mechanischen Hyperalgesie. Zusätzlich können zudem vereinzelt auftretende Muskelkrämpfe, zum Teil auch leichte Spasmen der Halsmuskulatur auftreten. Die Symptome sind meistens reversibel und bilden sich etwa zwei bis drei Tage nach der Infusion komplett zurück.

Bei 20–30 % der Patienten kommt es zu einer chronischen „Platin-typischen" chemotherapieinduzierten Polyneuropathie.

4.2.3.2 Taxoide

Paclitaxel rückte zum ersten Mal in den Mittelpunkt des Interesses, als 1960 ein Extrakt aus der Rinde der pazifischen Eibe „Taxus brevifolia" eine antitumorale Aktivität in verschiedenen experimentellen Tumormodellen aufwies. 1971 wurde Paclitaxel als die wirksame Substanz aus diesem Extrakt identifiziert. Ein Problem bei der schnellen Verbreitung des Zytostatikums stellte die Gewinnung größerer Mengen der Substanz dar. Vor diesem Hintergrund war man bestrebt, auf der Basis von leichter zu extrahierenden Vorstufen eine synthetische Herstellung von Paclitaxel oder analogen Substanzen zu erreichen. Ein solches Analogon ist Docetaxel, das ebenfalls über eine antitumorale Aktivität verfügt und heute partialsynthetisch in hinreichenden Mengen aus der europäischen Eibe „Taxus baccata" hergestellt wird.

Der zytotoxische Wirkungsmechanismus der Taxoide ist eine Hemmung des Zellzyklus durch eine Blockade der Mitose. Da jedoch auch axonale Mikrotubuli während einer Therapie mit Taxoiden beeinträchtigt werden, kommt es darüber hinaus zu einer Störung des schnellen axonalen Transports. Das Resultat ist eine distal betonte chemotherapieinduzierte Neuropathie (Abb. 4.3).

Die stärkste Verbreitung finden Paclitaxel und Docetaxel bei der Behandlung von Tumoren der Mamma und des Ovars sowie von nichtkleinzelligen Bronchialtumoren. Dosislimitierende Nebenwirkung der Medikamente ist in vielen Fällen eine Neutropenie, seltener treten auch allergische Reaktionen auf. Die Neuropathie als Nebenwirkung rückt in den Vordergrund, seitdem die Neutropenie mit Leukozytenproliferation stimulierenden Faktoren behandelt werden kann.

Klinische Charakteristika der Taxoid-induzierten Neuropathie

Häufig zeigt sich bei diesen Patienten das Bild einer distalen, überwiegend sensorischen Neuropathie. Sie entwickeln im Abstand von Tagen nach Therapiebeginn Parästhesien an Händen und Füßen. Zusätzlich klagen einige Patienten über vorwiegend im Bereich von Händen und Füßen lokalisierte Dysästhesien und Schmerzen mit brennendem oder lanzierendem Charakter. Interessant ist auch das Auftreten einer paradoxen Hitzeempfindung (bei einem applizierten Kaltreiz wird ein Bren-

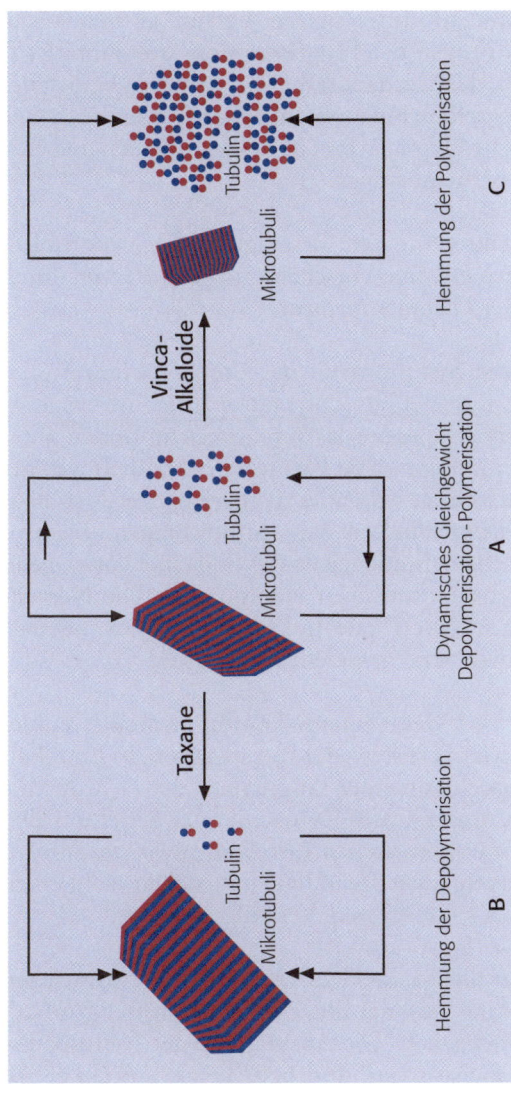

Abb. 4.3 Pathophysiologische Wirkmechanismen der Zytostatika. Mikrotubuli werden durch Autoaggregation aus Tubulin aufgebaut. Dieser Prozess hängt von einem dynamischen Gleichgewicht zwischen Polymerisation und Depolymerisation der Tubulindimere ab (A). Die Zytostatika interagieren mit dem Prozess, indem sie die Mikrotubuli stabilisieren und eine Depolarisation verhindern (Taxane) (B) oder die Polymerisation hemmen (Vinca-Alkaloide) (C) und damit den dynamischen Umbau der Mikrotubuli stören.

nen empfunden). Im weiteren Verlauf können distal betonte Störungen der Propriozeption, des Vibrationsempfindens, der Mechanorezeption sowie ein Verlust der Muskeleigenreflexe hinzutreten. Selten werden auch eine orthostatische Hypotension, Muskelschwächen und eine Gangunsicherheit beobachtet.

Als Risikofaktor für eine Beteiligung der motorischen Nervenfasern gilt eine Vorschädigung der Nerven durch Alkohol oder Diabetes mellitus.

Die klinische Symptomatik der durch Paclitaxel oder Docetaxel induzierten Polyneuropathie ist weitestgehend identisch, wobei das Vibrationsempfinden unter Docetaxel im Vergleich zu Paclitaxel vermutlich weniger stark beeinträchtigt ist. Patienten berichten jedoch häufiger von schmerzhaften Missempfindungen. Elektrophysiologische Befunde zeigen das Bild einer vorwiegend axonalen sensomotorischen Neuropathie. Die Nervenschädigung scheint distale und proximale Nervenanteile bis hin zu den Nervenwurzeln zu betreffen.

Nach Abschluss der Therapie kommt es meist zu einer Besserung oder Persistenz der Beschwerden. In Einzelfällen wird jedoch von einer Progredienz der Neuropathie auch nach Absetzen des Zytostatikums berichtet. Das Vorliegen von motorischen Defiziten sowie die Abnahme der Nervenleitgeschwindigkeiten stellen wohl einen Indikator für solch schwere Verläufe dar.

Für Docetaxel wird die Häufigkeit einer neurotoxischen Nebenwirkung bei einer Einzeldosis von 100 mg/m^2 mit 37–49 % angegeben. Die Ausprägung der Neuropathie ist hierbei meist gering und betrifft fast ausschließlich sensorische Anteile. Ab Kumulativdosen über 600 mg/m² wird über Fälle mit schwer ausgeprägter sensomotorischer Beeinträchtigung, teilweise mit nachfolgendem Therapieabbruch, berichtet. In Bezug auf die Prognose der Neuropathie ergeben sich keine Unterschiede zum Paclitaxel. Ob die Kombination mit Platinderivaten wie Cisplatin und Carboplatin das Risiko einer chemotherapieinduzierten Neuropathie additiv verstärkt, ist noch nicht ausreichend geklärt.

4.2.3.3 Vinca-Alkaloide

Die Vinca-Alkaloide werden aus der immergrünen „Vincea rosea" gewonnen. Als ihre Hauptvertreter sind Vinblastin und Vincristin sowie die partialsynthetisch gewonnenen Derivate Vindesin und Vinorelbin zu nennen.

Der erste klinische Einsatz von Vinblastin und Vincristin erfolgte in den sechziger Jahren. Ihre Indikation wurde in erster Linie in der Behandlung der Leukämien gesehen. Das außergewöhnlich breite antitumorale Wirkungsspektrum der Alkaloide führte dazu, dass man sie auch zur Therapie anderer Tumorformen einsetzte.

Alkaloide sind Mitosehemmstoffe, die spezifisch an das Zytoskelettprotein Tubulin binden und die Polymerisation zu Mikrotubuli und damit den Aufbau von Kernspindeln hemmen. Es wird angenommen, dass das Ausbleiben der Zellteilung zum Zelltod durch Apoptose führt. Abgesehen davon sind die Mikrotubuli für den axonalen Transport essenziell; eine Störung dieses Prozesses ist vermutlich für die neurotoxischen Wirkungen der Substanzen verantwortlich (Abb. 4.3). Sogar tierexperimentelle Untersuchungen konnten als weiterer Hinweis auf eine Störung des axonalen Transports nach lokaler und intravenöser Vincristin-Injektion in periphere Nerven eine Akkumulation von Zellorganellen sowie eine Auftreibung der Axone zeigen. Da die Vinca-Alkaloide die Blut-Hirn-Schranke nicht überwinden können, sind ihre Wirkungen auf das periphere Nervengewebe beschränkt.

Trotz der chemischen Verwandtschaft der Substanzen bestehen erhebliche Unterschiede in Bezug auf deren Toxizität. Bei Vincristin ist im Gegensatz zu Vinblastin und Vindesin nicht die Schädigung des Knochenmarks, sondern die neurotoxische Wirkung der dosisbegrenzende Faktor. Vinorelbin hat möglicherweise eine niedrigere Affinität zu axonalen Mikrotubuli und könnte aufgrund dessen im Vergleich zu den vorgenannten Substanzen weniger neurotoxisch sein.

Das Wirkungsspektrum der Vinca-Alkaloide umfasst eine Vielzahl von Tumoren, u.a. akute Leukämien, maligne Lymphome, Bronchial- und Mammakarzinome.

Klinische Charakteristika
der Vinca-Alkaloid-induzierten Neuropathie

Als erstes Anzeichen einer beginnenden Schädigung der Nerven wurde der Verlust des Achillessehnenreflexes beobachtet. Frühsymptome sind darüber hinaus das Auftreten von teilweise sehr schmerzhaften, bevorzugt in den Fingerspitzen und Zehen lokalisierten Dysästhesien sowie Dauerschmerzen, die häufig als brennend oder stechend beschrieben werden. Zusätzlich kann es zum Ausfall weiterer Muskeleigenreflexe kommen. Verluste der Berührungssensibilität sind ebenfalls ein häufiges Symptom, sie treten jedoch typischerweise nicht in der Frühphase auf. Der Vibrationssinn und die Propriozeption sind meist nur gering beeinträchtigt. Damit scheint die Vinca-Alkaloidinduzierte Neuropathie eine Dysfunktion aller sensiblen Nervenfasern, sowohl der schwach- und unmyelinisierten Nervenfasern (dünne Fasern, Aδ- und C-Fasern; Schmerzempfindung) als auch der dick-myelinisierten Nervenfasern (Aβ-Fasern; Berührungsempfindung) zu sein. Im Gegensatz zu anderen, durch Zytostatika hervorgerufenen Neuropathien, tritt eine Beteiligung des motorischen Nervensystems in einem höheren Prozentsatz auf. Hierbei scheinen insbesondere die Extensoren der distalen Gelenke bevorzugt betroffen zu sein. Es wurde beobachtet, dass es bei Auftreten einer Beteiligung proximaler Muskelgruppen gehäuft zu einer raschen Progredienz bis hin zur Gehunfähigkeit kommt. Autonome Störungen können sich in Form von Obstipation, paralytischem Ileus und Megakolon äußern. Auch eine Impotenz und eine orthostatische Hypotension sowie eine gestörte Herzfrequenzvariabilität sind beschrieben worden. In einzelnen Fällen wird über das Auftreten von Mononeuropathien sowie über Hirnnervenstörungen berichtet. Die Ausprägung der Neuropathie ist in erster Linie abhängig von der verabreichten Kumulativdosis, aber auch von der Höhe der Einzeldosis.

Ein prädisponierender Faktor für die Entwicklung einer Neuropathie scheint eine bestehende Vorschädigung der Nervenfasern, z. B. durch einen Diabetes mellitus zu sein. In diesem Zusammenhang sind auch die hereditären Neuropathien hervorzuheben: So wiesen einige Patienten mit Charcot-Marie-Tooth-Krankheit Typ 1A unter einer Vincristin-Behandlung schwerste Verläufe mit massiven motorischen und autonomen Defiziten auf.

Abgesehen von solch seltenen Verläufen ist allgemein jedoch nach Absetzen des Vincristins mit einer Rückbildung der neuropathischen Symptome zu rechnen.

4.2.3.4 Weitere Substanzen

Bortezomib

Bortezomib ist der erste zugelassene Proteasom-Inhibitor, welcher spezifisch die Aktivität des 26S-Proteasoms – eines Proteinkomplexes der Ubiquitin-gebundene Proteine abbaut – hemmt. Dieser Abbauweg spielt eine wichtige Rolle bei der Kontrolle der Metabolisierung bestimmter Proteine und ist damit für den Erhalt der Homöostase innerhalb der Zellen essenziell. Ein möglicher zytotoxischer Wirkungsmechanismus von Bortezomib ist die Veränderung der Regulatorproteine, die unter anderem durch die Aktivierung des nukleären Faktors NF-κB (nuclear factor kappa B) den Verlauf der Zellzyklen kontrollieren. NF-κB ist ein Transkriptionsfaktor,

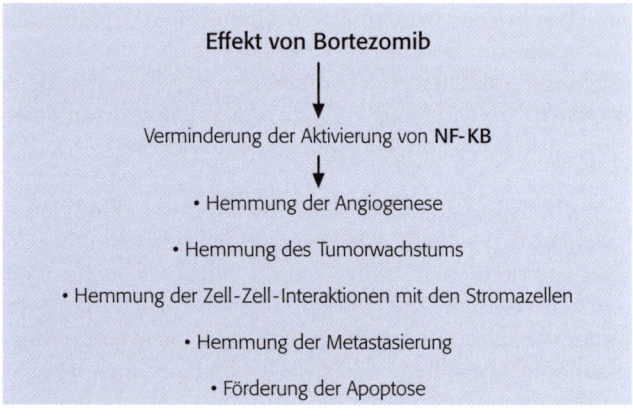

Effekt von Bortezomib

↓

Verminderung der Aktivierung von **NF-κB**

↓

• Hemmung der Angiogenese

• Hemmung des Tumorwachstums

• Hemmung der Zell-Zell-Interaktionen mit den Stromazellen

• Hemmung der Metastasierung

• Förderung der Apoptose

Abb. 4.4 Bortezomib wirkt auf eine Veränderung der Regulatorproteine, die die Aktivierung des nukleären Faktor Kappa B (NF-κB) kontrollieren. NF-κB ist ein Transkriptionsfaktor, der für viele Aspekte der Tumorentstehung aktiviert werden muss. Eine verminderte Aktivierung führt zur Hemmung des Tumorwachstums, der Angiogenese und einer Zell-Zell-Interaktion und zur Förderung der Apoptose.

der für viele Aspekte der Tumorentstehung (z. B. Zellwachstum, Zell-Zell-Interaktion, Angiogenese) aktiviert werden muss. Eine Hemmung der Proteasome führt somit zu einem Stillstand im Zellzyklus und zu Apoptose der jeweiligen Zelle (Abb. 4.4).

Eingesetzt wird Bortezomib derzeit in der Therapie des multiplen Myeloms (Abb. 4.5). Dabei ist die Neurotoxizität von Bortezomib häufig ein dosislimitierender Faktor. Es ist es jedoch bislang nicht gelungen, die genaue Häufigkeit einer Bortezomib-induzierten peripheren Neuropathie anzugeben, da viele der Patienten an einer vorbestehenden peripheren Neuropathie leiden, beispielsweise als Symptom des multiplen Myeloms selbst oder aufgrund einer Thalidomid- bzw. Vincristin-induzierten Neuropathie nach entsprechender Vortherapie. Der genaue pathophysiologische Mechanismus der

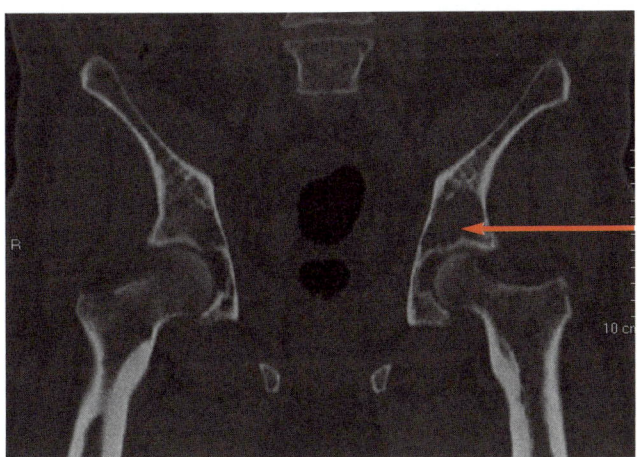

Abb. 4.5 Osteolytische Herde im Knochen beim multiplen Myelom (CT).

Bortezomib-induzierten Neuropathie ist bisher noch nicht verstanden; es gibt aber Hinweise darauf, dass die Neuropathie auch immunvermittelt sein könnte.

Klinische Charakteristika
der Bortezomib-induzierten Neuropathie

Meist entwickelt sich bei den betroffenen Patienten das Bild einer distalen, überwiegend sensorischen, längenabhängigen Neuropathie. Motorische Symptome sind selten. Die Patienten leiden häufig unter einer Small-fiber-Neuropathie und zudem unter neuropathischen Schmerzen mit brennendem und elektrisierendem Charakter. Diese Schmerzsymptomatik ist häufig der dosislimitierende Faktor. In einer klinischen Studie konnte gezeigt werden, dass die Patienten zusätzlich zu den Schmerzen auch an Parästhesien und Störungen der Berührungs- und Temperaturempfindung leiden. Aber auch die dicken Nervenfasern können geschädigt werden, was sich elektrophysiologisch nachweisen lässt. Einzelberichte sehen zudem einen Zusammenhang zwischen einer Bortezomib-Therapie und einer ausgeprägten motorischen Neuropathie.

Prädisponierende Faktoren für die Entwicklung einer Neuropathie scheinen eine bereits vorher bestehende periphere Neuropathie anderer Ätiologie und ein Diabetes mellitus zu sein.

Nach Absetzen von Bortezomib ist mit einer Rückbildung der neuropathischen Symptome zu rechnen.

Thalidomid

Thalidomid galt ursprünglich als ungefährliches Hypnotikum, da in Tierversuchen selbst bei massiver Überdosierung keine bedrohlichen Vergiftungserscheinungen aufgetreten waren. Als jedoch 1961 bekannt wurde, dass es unter Thalidomid-Therapie in der Schwangerschaft zu schweren fetalen Missbildungen kommen kann, wurden sämtliche Thalidomid-haltigen Schlafmittel aus dem Handel genommen. Schon aus dieser Zeit existieren Berichte, in denen ein Zusammenhang zwischen der Einnahme von Thalidomid über einen längeren Zeitraum und Nervenreizungen an Händen und Füßen im Sinne einer Polyneuritis beschrieben wird.

Interessanterweise konnte inzwischen gezeigt werden, dass Thalidomid und sein Nachfolgeprodukt Lenalidomid die Angiogenese hemmen und somit einen neuen Ansatz in der Therapie des multiplen Myeloms darstellen. Ferner werden Thalidomid auch immunmodulatorische und antiinflammatorische Effekte nachgesagt.

Klinische Charakteristika der Thalidomid-induzierten Neuropathie

Frühsymptome der Neuropathie sind das Auftreten von Parästhesien und Taubheitsgefühlen im Bereich der Hände und Füße sowie Muskelkrämpfe. Im Verlauf zeigt sich der Verlust aller distalen sensorischen Faserqualitäten. Der Reflexstatus kann dagegen unbeeinträchtigt bleiben, motorische Symptome sind häufig nur mild ausgeprägt. Die Zahl der Berichte über Thalidomid-induzierte Neuropathien steigt an, seitdem Thalidomid zur Behandlung des multiplen Myeloms zugelassen ist. Bei zusätzlich zu den Parästhesien auftretenden Schmerzen wird eine Dosisreduktion des Zytostatikums empfohlen. Die Neurotoxizität von Lenalidomid scheint im Gegensatz zu Thalidomid weniger stark ausgeprägt zu sein.

4.3 Tumorinduzierte Neuropathien

Besonders in fortgeschrittenen Stadien von Tumorerkrankungen sind direkte Kompressionen und Infiltrationen von Nerven, Nervenplexus und -wurzeln durch das Wachstum des jeweiligen Malignoms von Bedeutung (Abb. 4.6). Weiterhin können infolge Kompression oder tumoröser Infiltration des Rückenmarks neuropathische Symptome entstehen. Eine Affektion spezifischer zentralnervöser Strukturen kann darüber hinaus zu sogenannten zentralen Schmerzsyndromen führen.

4.4 Tumorassoziierte Neuropathien

Ebenfalls besonders in fortgeschrittenen Tumorstadien treten bei vielen Patienten sogenannte tumorassoziierte neuropathische Schmerzsyndrome auf, die nicht in direktem Zusammenhang mit der Tumorerkrankung

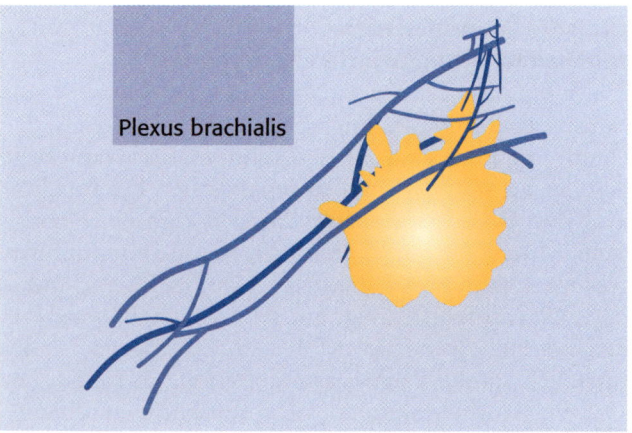

Abb. 4.6 Schematische Darstellung einer Plexusinfiltration durch Metastasen beim Mammakarzinom. Dabei können infolge Kompression oder tumuröser Infiltration neuropathische Schmerzen entstehen.

stehen. So kommen aufgrund einer allgemeinen Immunschwäche gehäuft ein akuter Herpes zoster und die konsekutive postherpetische Neuralgie vor.

Klinische Charakteristika des akuten Herpes zoster und der postherpetischen Neuralgie

Die akute Herpes-zoster-Radikuloneuritis (Gürtelrose, Gesichtsrose) ist eine neurokutane Erkrankung, die sich klinisch als vesikopapulöser Hautausschlag innerhalb einzelner oder weniger Dermatome und fast immer auf eine Körperseite begrenzt manifestiert. Nur sehr selten fehlt ein Ausschlag (zoster sine herpete). Thorakale Dermatome sind am häufigsten betroffen. Gefährliche Komplikationen sind u. a. die Erblindung beim Zoster ophthalmicus (Befall des ersten Trigeminus-Astes) und die Mitbetroffenheit viszeraler Organe beim Zoster generalisatus (Ausbreitung auf den ganzen Körper), die eine Lebensgefahr bedeuten kann. Beim Befall von motorischen Anteilen der Nervenwurzeln können ausgeprägte Lähmungen auftreten.

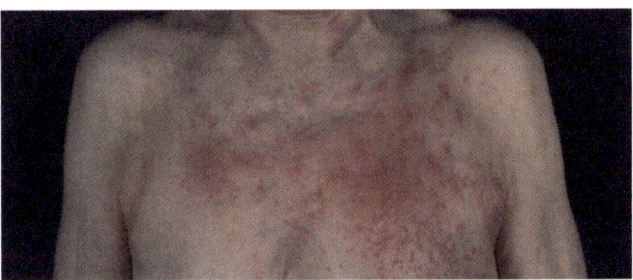

Abb. 4.7 Patientin mit Herpes zoster.

Von einer postherpetischen Neuralgie wird gesprochen, wenn die Schmerzen nach Abheilen der Hauteffloreszenzen über mindestens 3(–6) Monate persistieren. Klinisch zeigen sich interindividuell sehr unterschiedliche sensorische Profile, jedoch tritt die dynamische Allodynie besonders häufig auf und wird subjektiv als sehr beeinträchtigend empfunden. Charakteristisch – oft auch in Kombination – sind brennende Dauerschmerzen und einschießende Schmerzattacken, die auch nachts auftreten. Die räumliche Verteilung der Sensibilitätsstörungen sowie die Ausbreitung des schmerzhaften Areals sind nicht auf das in der Akutphase sichtbar befallene Dermatom begrenzt, sondern können sich auf größere Hautareale projizieren (Abb. 4.7).

5 Pathophysiologische Veränderungen des nozizeptiven Systems bei neuropathischen Schmerzen – mechanismenorientierte Einteilung

Die sensorischen Symptome bei neuropathischen Schmerzen sind Ausdruck pathophysiologischer Mechanismen, die sich nach Irritation oder Schädigung neuronaler Strukturen abspielen. Hierbei sind insbesondere zwei Phänomene, die periphere und die zentrale Sensibilisierung, voneinander zu unterscheiden (Abb. 5.1).

Die Erregung freier nozizeptiver Nervenendigungen durch einen schmerzhaften Reiz führt in der physiologischen Situation zu einer Fortleitung des Impulses über dünnmyelinisierte Aδ-Fasern (im Falle mechanischer Schmerzreize) bzw. unmyelinisierte C-Fasern (im Falle thermischer Schmerzreize) zum zentralen Nervensystem.

Veränderungen nozizeptiver Neurone in der Peripherie

Geschädigte primär afferente nozizeptive C-Fasern können ektope Nervenimpulse generieren. Die pathologische Aktivität kann sowohl in der Peripherie am Ort der Läsion als auch weit entfernt in den Somata der Spinalganglione entstehen. Ektope Entladungen werden als Ursache der einschießenden Schmerzattacken diskutiert. Eine Expression von Na-Kanälen nach Läsion kann der ektopen Erregung zugrunde liegen.

Weiterhin kann es unter pathologischen Bedingungen zur peripheren chronischen Sensibilisierung von Nozizeptoren kommen. Charakteristische Merkmale sensibilisierter Nozizeptoren sind die Ausbildung einer Ruhe-

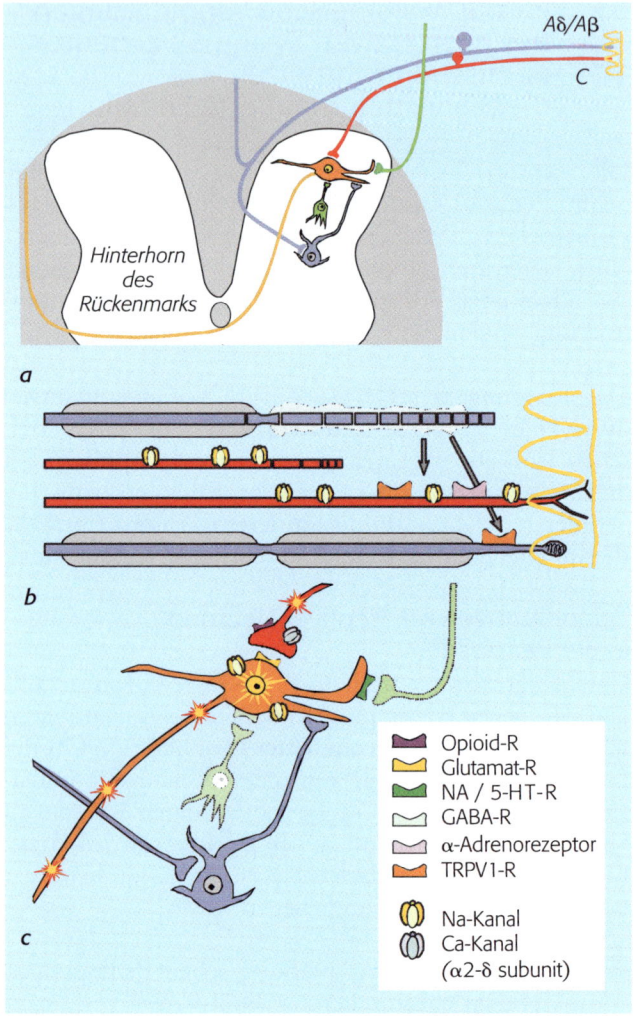

Aδ/Aβ

C

Hinterhorn des Rückenmarks

a

b

c

Opioid-R
Glutamat-R
NA / 5-HT-R
GABA-R
α-Adrenorezeptor
TRPV1-R

Na-Kanal
Ca-Kanal
(α2-δ subunit)

Abb. 5.1 Pathophysiologische Mechanismen der Schmerzchronifizierung bei Neuropathien (Schema).

A. Neuronale Verschaltung im Hinterhorn des Rückenmarks. C-Fasern vermitteln Schmerz- und Temperaturreize und enden in oberen Laminae des Rückenmarks (oranges Neuron). A-Fasern aus der Peripherie vermitteln nicht-noxische Reize (Druck, Berührung) und enden in tieferen Laminae des Rückenmarks. Das spinothalamische Projektionsneuron ist vom WDR-Typ (wide dynamic range), d. h., es erhält direkten synaptischen Einfluss von nozizeptiven Fasern und multisynaptischen Einfluss von A-Fasern (blaues Neuronensystem). GABAerge Interneurone (grünes Neuron) hemmen die WDR-Neurone. Deszendierende modulierende Neurone (grüne deszendierende Endigung) hemmen ebenfalls das WDR-Neuron.

B. Periphere Mechanismen der Sensibilisierung nach partiellen Nervenverletzungen. Geschädigte nozizeptive C-Afferenzen (rot) exprimieren Na-Kanäle (führt zur ektopen Erregung). Eine Freisetzung von Nervenwachstumsfaktor aus zerfallenen Markscheiden führt zu einer Expression von Rezeptoren und Kanälen auf intakten Fasern.

C. Zentrale Sensibilisierung von WDR-Neuronen. Eine pathologische Ruheaktivität in afferenten C-Nozizeptoren führt zu einer zentralen Sensibilisierung der sekundären afferenten Hinterhornneurone (Stern im orangenen Neuron) und so zu einer Umwandlung der funktionell wirksamen synaptischen Strukturen im Hinterhorn. Dadurch können Impulse aus niederschwelligen Aβ- und Aδ-Berührungsafferenzen (blaues System) jetzt zentrale nozizeptive Neurone aktivieren.
Absteigende Bahnen aus dem Hirnstamm (z. B. aus dem periaquäduktalen Grau) hemmen mit den Transmittern Noradrenalin und Serotonin die Aktivität in nozizeptiven Hinterhornneuronen. GABAerge Interneurone üben eine tonische Inhibition im Hinterhorn aus. Chronische nozizeptive Aktivität kann einen Funktionsverlust und sogar eine Degeneration dieser inhibitorischen Systeme bewirken, was zu einer unbeeinträchtigten Transmission nozizeptiver Impulse führt.

Modifiziert aus: Baron, R. Disease mechanisms in neuropathic pain: a clinical perspective. Nature Clinical Practice Neurology 2006.

aktivität, einer erniedrigten Schwelle gegenüber noxischen Reizen (z. B. einem Kältereiz bei Patienten während einer Oxaliplatin-Therapie) und einer supranormalen Antwort auf überschwellige Reize. Eine Denovo-Expression von verschiedenen rezeptiven Strukturen auf der Membran (Vanilloid-Rezeptoren wie der TRPV1-Rezeptor, Mentholrezeptoren wie der TRPM8-Rezeptor etc.) ist entscheidend an der Nozizeptorsensibilisierung beteiligt. Sensibilisierte Neurone bedingen Schmerzphänomene wie brennende Dauerschmerzen, Hitzehyperalgesie und Kältehyperalgesie.

Bei den meisten schmerzhaften peripheren Neuropathien stehen partielle Nervenläsionen im Vordergrund, nicht dagegen komplette Unterbrechungen. Partielle Verletzungen sind durch ein Nebeneinander von degenerierenden und intakten Fasern gekennzeichnet. Neuere Untersuchungen zeigen, dass in einem partiell geschädigten Nerven sich auch die intakten Nervenfasern phänotypisch ändern können. Eine Freisetzung von TNF-α und Nervenwachstumsfaktor aus zerfallenen Markscheiden führt zu einer Expression von Rezeptoren auf intakten Fasern.

Merke: Durch eine Nervenläsion verändern sich geschädigte und intakte Nervenfasern, die im verletzten Nerven verlaufen, drastisch. An der Membran werden Rezeptor- und Kanalproteine exprimiert, die normalerweise nicht auf afferenten Neuronen vorkommen. Diese phänotypischen Veränderungen bedingen ein pathologisch verändertes Erregungsverhalten, können aber auch neue therapeutische Optionen eröffnen.

Zentrale Sensibilisierung

Eine fortdauernde Aktivität in peripheren nozizeptiven C-Fasern (periphere Sensibilisierung) induziert dynamische neuroplastische Veränderungen im zentralen Nervensystem, die dazu führen, dass die zentralen nozizeptiven Neurone (u. a. wide dynamic range neurons, WDR-Neurone) verstärkt auf C-Faser-Aktivität antworten (wind-up). Unter diesen Bedingungen können die zentralen nozizeptiven Neurone durch niederschwellige Mechanorezeptoren und evtl. Kaltrezeptoren nun auch durch Aβ- und Aδ- Fasern erregt werden (verschiedene Formen der Allodynie). Diese sog. zentrale Sensibilisierung entsteht durch die Wirkung erregender Aminosäuren und Tachykinine (Glutamat, Substanz P), freigesetzt aus den zentralen Endigungen der C-Fasern und aus Interneuronen, auf glutamaterge (N-Methyl-D-Aspartat) NMDA-Rezeptoren und Neurokinin-Rezeptoren der Hinterhornneurone. Die zentrale Sensibilisierung ist zunächst reversibel. Der entscheidende Faktor, der die zentrale Sensibilisierung initiiert, ist also eine intensive noxische Stimulation. Im weiteren Verlauf kann sich der zentrale Prozess verselbstständigen und unabhängig von nozizeptiven Impulsen aus der Peripherie fortbestehen.

Degeneration hemmender Neuronensysteme

Das nozizeptive System im Rückenmark steht physiologischerweise unter einer ständigen inhibitorischen Kontrolle, um eine nozizeptive Überaktivität zu vermeiden. Absteigende Bahnen aus dem Hirnstamm (z. B. aus dem periaquäduktalen Grau) hemmen mit den Transmittern Noradrenalin und Serotonin die Aktivität in nozizeptiven Hinterhornneuronen. Darüber hinaus üben GABAerge Interneurone eine tonische Inhibition im Hinterhorn aus. Chronische nozizeptive Aktivität kann einen

Funktionsverlust und sogar eine Degeneration dieser inhibitorischen Systeme bewirken, was zu einer unbeeinträchtigten Transmission nozizeptiver Impulse führt und so die Schmerzchronifizierung fördert.

Zerebrale Veränderungen

Die bislang beschriebenen Mechanismen zur Schmerzchronifizierung sind entweder in der Peripherie (periphere Sensibilisierung) oder im Rückenmark (zentrale Sensibilisierung) lokalisiert. Aufgrund der erheblichen Plastizität des nozizeptiven Systems ist es wahrscheinlich, dass ähnliche Phänomene auch in den supraspinalen schmerzverarbeitenden Systemen, z. B. im Thalamus oder sogar im somatosensorischen Cortex vorkommen.

6 Therapie neuropathischer Tumorschmerzen

Das therapeutische Vorgehen bei neuropathischen Tumorschmerzsyndromen ist abhängig von der zugrunde liegenden Schmerzintensität und deren Symptomkonstellation. Neben einer zielgerichteten Pharmakotherapie existieren weitere therapeutische Säulen, die zumeist in Kombination mit einem medikamentösen Procedere sinnvoll und notwendig, häufig sogar unverzichtbar sind.

Eine wichtige Säule ist die Verhinderung einer Schmerzchronifizierung. Durchhalteparolen wie „Ein Indianer kennt keinen Schmerz" sind überflüssig geworden und gerade bei Tumorpatienten obsolet, denn diese Patienten sollen die maximale Schmerzreduktion erfahren, damit ihre Lebensqualität nicht durch Schmerzen weiter reduziert wird. Moderne Konzepte zur Schmerzchronifizierung gehen sogar davon aus, dass jeder nozizeptive Reiz, der auf das zentrale Nervensystem trifft, in der Lage ist, den Schmerz langfristig zu unterhalten. Deshalb gilt prinzipiell für alle Schmerzsyndrome ein wichtiger Grundsatz: Eine effektive Schmerztherapie muss so früh und so intensiv wie nötig eingeleitet werden. Ebenfalls sollten, so weit möglich, auch Maßnahmen der Prophylaxe genutzt werden (z. B. frühzeitige Virustatika-Therapie beim Herpes Zoster).

Eine weitere therapeutische Säule ist die Dosisreduktion der Chemotherapeutika und die präventive Behandlung der Zytostatika-induzierten Neuropathie, die sehr häufig mit neuropathischen Schmerzen einhergeht.

6.1 Präventive Behandlung der zytostatikainduzierten Neuropathien

Aufgrund der guten therapeutischen Wirksamkeit der besprochenen Zytostatika (siehe Kap. 4) ist man bestrebt, durch die Gabe neuroprotektiver Medikamente die neuropathischen Nebenwirkungen und somit die Anzahl der Therapieabbrüche zu reduzieren. Neuere Studien geben Hoffnung, dass die Infusion von Kalzium und Magnesium die Entwicklung einer Oxaliplatin-induzierten peripheren Neuropathie ohne Verlust der antitumoralen Wirkung von Oxaliplatin verringern kann. Es wird postuliert, dass die Infusion von Kalzium und Magnesium zu einer erhöhten Kalziumkonzentration im Extrazellulärraum führt. Dadurch soll es zu einer Veränderung der Erregbarkeit spannungsabhängiger Natriumkanäle kommen und dementsprechend zu einer Reduktion einer akuten Oxaliplatin-induzierten Neuropathie. Leider gibt es bislang noch keine Studienergebnisse zur Frage, ob die Kalzium- und Magnesiuminfusion auch bei anderen Chemotherapeutika neuroprotektiv wirksam ist. Auch die Gabe von Vitamin E hat in der klinischen Testung bezüglich neuroprotektiver Wirkung auf eine Cisplatin-induzierte Neuropathie günstige Effekte gezeigt. Jedoch sind weitere Studien nötig, um den Einsatz dieser Substanz als Neuroprotektivum zu rechtfertigen, da noch nicht eindeutig geklärt werden konnte, ob die Anwendung von Antioxidantien auch zu einer Verringerung der antitumoralen Wirksamkeit führt.

In ersten kleinen klinischen Studien zeigten auch weitere Substanzen positive neuroprotektive Wirkungen, jedoch liegt die Anwendung dieser Medikamente in der klinischen Routine aktuell noch in weiter Ferne. So konnte beobachtet werden, dass sowohl die Entwicklung einer ausgeprägten Oxaliplatin-induzierten Neuropathie als auch eine Dosisreduktion von Oxaliplatin unter der präventiven Therapie mit Glutamin geringer waren. Als weiteres Medikament ist Oxcarbazepin zu nennen, bei welchem ein neuroprotektiver Effekt im Sinne einer Verringerung der chronischen Oxaliplatin-induzierten Neuropathien beobachtet worden ist. Xaliproden, ein 5HT1-Agonist, zeigte einen neuroprotektiven Effekt bei der Oxaliplatintherapie. In weiteren Studien soll nun gezeigt werden, ob die Ergebnisse dieser Studie reproduzierbar sind und ob es von Vorteil wäre, die Substanz nach Beendigung der Oxaliplatintherapie weiterzugeben, um den neuroprotektiven Effekt zu optimieren. Als Neuroprotektivum von Platinderivaten-induzierten Neuropathien allgemein, könnten in Zukunft auch Glutathion und N-Acetylcystein wichtig werden, da sie die Akkumulation von Platinbestandteilen im Hinterwurzelganglion verhindern sollen, was als möglicher Pathomechanismus für die Entstehung einer Neuropathie favorisiert wird.

6.2 Dosisreduktion

Aufgrund der ausgeprägt hohen Inzidenz für das Auftreten einer Chemotherapie-induzierten Neuropathie und die damit häufig assoziierten neuropathischen Schmerzen befindet sich der behandelnde Arzt während der Therapie häufig in einem Spannungsfeld. Auf der einen Seite stehen die Wirksamkeit einer Substanz und die damit erhoffte Heilung bzw. verlängerte Lebenserwartung, auf der anderen Seite die belastenden Nebenwirkungen (z. B. neuropathische Schmerzen), die die Aussicht auf eine erhaltene Lebensqualität deutlich reduzieren. Daher hat der behandelnde Arzt bei jedem therapiebedürftigen Patienten individuell zu entscheiden, welches Therapieregime für den Patienten am besten geeignet ist und vor

Tabelle 6.1

„Empfohlene" Dosisanpassungen bei der Bortezomib-(Velcade®-) assoziierten Neuropathie*

Schweregrad der Neuropathie	Anpassung der Dosis und des Behandlungsschemas
Schweregrad 1 (Parästhesie, Schwäche und/ oder Verlust von Reflexen) ohne Schmerzen oder Funktionsverlust	keine Anpassung erforderlich
Schweregrad 1 mit Schmerzen oder Schweregrad 2 (Beeinträchtigung der Funktion, aber nicht der Tätigkeiten des täglichen Lebens)	Dosissenkung auf 1,0 mg/m²
Schweregrad 2 mit Schmerzen oder Schweregrad 3 (Beeinträchtigung des täglichen Lebens)	Absetzen der Velcade®-Behandlung, bis die Toxizitätssymptome abgeklungen sind. Nach Abklingen der Toxizität erneuter Beginn der Velcade®-Behandlung und Verringerung der Dosis auf 0,7 mg/m² und Änderung des Behandlungsschemas zu einer einmal wöchentlichen Anwendung
Schweregrad 4 (sensorische Neuropathie, die stark behindernd ist oder motorische Neuropathie, die lebensbedrohlich ist oder zu einer Lähmung führt) und/oder schwere autonome Neuropathie	Abbruch der Velcade®-Behandlung

* Basierend auf Dosisanpassungen in Studien der Phase II & III zum multiplen Myelom und Post-Marketing-Erfahrungen (Quelle: Fachinformation Velcade® 1mg Pulver zur Herstellung einer Injektionslösung)

Therapiebeginn zu vermerken, ob nicht schon neuropathische Schmerzen anderer Ätiologie vorliegen, zum Beispiel aufgrund einer diabetischen Polyneuropathie. Diese Vorgehensweise ermöglicht dem Therapeuten, während der Chemotherapie eine therapieinduzierte Neuropathie leichter zu detektieren und zu bewerten, um wichtige Entscheidungen (z. B. Dosisreduktion, Therapieabbruch) treffen zu können.

Als Hilfsinstrument stehen Skalen verschiedener Organisationen wie von der „World Health Organization" oder von der „Eastern Cooperative Oncology Group (ECOG)" bzw. die „Common Toxicity Criteria of the National Cancer Institute (NCI-CTC)" zur Verfügung,

die die erhobenen Symptome in verschiedene Schwere-
grade der Neuropathie einteilen und somit eine Dokumentation erleichtern. Einige pharmazeutische Unter-
nehmen nutzen diese Schweregradeinteilung der Neuropathie, um eine Anpassung der Dosis und des Behand-
lungsschemas empfehlen zu können und damit eine individuelle Therapie des Tumorpatienten zu ermöglichen.
Tabelle 6.1 gibt ein Beispiel für eine empfohlene Dosis-
anpassung bei einer Bortezomib-(Velcade®)-assoziierten
Neuropathie. Durch diese Dosisreduktion können zwar
chemotherapieinduzierte Neuropathien und therapie-
bedingte neuropathische Schmerzen nicht verhindert
werden, aber es wird ein Weg gefunden, auf dem sich
Wirksamkeit und Lebensqualität (Vermeidung bzw. Verringerung von Schmerzen!) verbinden lassen.

6.3 Medikamentöse Therapie neuropathischer Schmerzen

Das Ziel der medikamentösen Therapie von Tumorschmerzen ist die Schmerzreduktion auf ein für den Patienten erträgliches Maß; das Erreichen einer kompletten
Schmerzfreiheit ist dabei leider oft unrealistisch. Allgemein gilt bei der Therapie der nozizeptiven Tumorschmerzen die Anlehnung an das WHO-Stufenschema
(Abb. 6.1). Das Schema schlägt in drei Stufen aufeinan-
der aufbauende Behandlungsmöglichkeiten vor, die den
individuellen Bedürfnissen des Schmerzpatienten ange-
passt werden können. Dabei ist es im Einzelfall nicht
erforderlich, mit der ersten Stufe zu beginnen.

In einigen Fällen – und zwar zunehmend durch den vermehrten Einsatz von neurotoxischen Chemotherapeutika – lassen sich durch die im Stufenschema empfohle-
nen Medikamente die Tumorschmerzen nicht auf ein

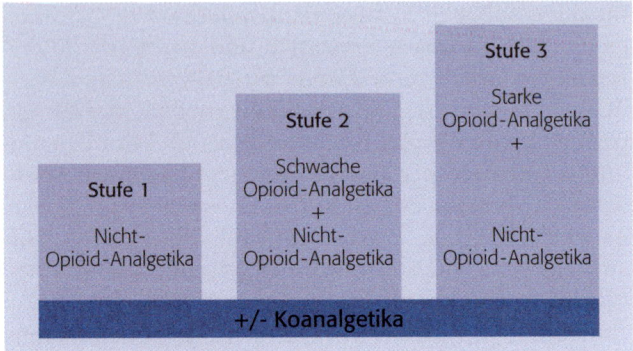

Abb. 6.1 WHO-Dreistufenschema.

erträgliches Niveau senken, da die neuropathische Schmerzkomponente bei diesen Therapieempfehlungen vernachlässigt wird.

Aus diesem Grund sollte vor Therapiebeginn durch Fragebögen und klinische Untersuchungen abgeschätzt werden, ob der Tumorschmerz eine neuropathische Komponente enthält. Dies impliziert nämlich die Notwendigkeit eines kombinierten Therapieregimes, wobei die nozizeptiven Schmerzen gut mit dem WHO-Stufenschema kontrollierbar sind, die neuropathischen Schmerzen dagegen häufig nur unbefriedigend ansprechen. Zu bedenken ist darüber hinaus die Möglichkeit des Vorliegens eines isolierten neuropathischen Tumorschmerzsyndroms, etwa aufgrund einer chemotherapieinduzierten Neuropathie.

Die Therapie der neuropathischen Tumorschmerzen sollte in Anlehnung an die allgemeinen Empfehlungen zur Behandlung neuropathischer Schmerzen geschehen.

Dabei ist zu beachten, dass die Evidenz zur Behandlung von neuropathischen Tumorschmerzen – d. h. das Vorliegen von Belegen zur Wirksamkeit der medikamentösen Therapie durch klinische Studien – lückenhaft ist. Als Erklärung für diese Mangelsituation kann die verständlicherweise ethische Problematik genannt werden, Plazebokontrollierte Studien bei schwerkranken Patienten durchzuführen.

Allgemeine Therapieprinzipien

Zu Beginn der medikamentösen Therapie sollten die möglichen Probleme einer Therapie mit dem Patienten im Vorfeld erörtert werden, um eine langfristige Compliance zu gewährleisten. Häufig müssten das wirksame Präparat oder die beste Medikamentenkombination in ihrer Dosierung bei jedem einzelnen Patienten durch Erprobung gefunden werden (individuelle Titration in Abhängigkeit von Wirkung und Nebenwirkungen). So gibt es durchaus Fälle, bei denen Antidepressiva versagen, aber Antikonvulsiva oder die Kombination beider Substanzgruppen zu einer zufriedenstellenden Schmerzlinderung führen. Weiterhin sollte die Wirkungslosigkeit eines Medikamentes erst nach 2–4 Wochen unter ausreichender Dosierung beurteilt werden, es sei denn, Nebenwirkungen zwingen zu frühzeitigem Absetzen des Medikamentes (Dokumentation!). Ein verfrühter Abbruch der Therapieversuche verspielt häufig gute Optionen. Während der Therapie sollten nicht nur die analgetische Effektivität der Therapie (z. B. durch standardisierte Schmerztagebücher), sondern auch mögliche Auswirkungen der Therapie auf alle Lebensbereiche dokumentiert werden. Als realistisches Ziel sollte eine Schmerzreduktion um mindestens 30–50 %, eine Verbesserung der Schlafqualität, die Erhaltung der sozialen Aktivität und des sozialen Beziehungsgefüges definiert werden. Eine Schmerzfreiheit kann fast nie erreicht werden. Bei allen medikamentösen Optionen sprechen ca. 20–40 % der Patienten nur unzureichend auf die Therapie an oder leiden an nicht tolerierbaren Nebenwirkungen (sog. Non-Responder). Auch diese Auswirkungen müssen mit den Patienten besprochen werden, um zu hochgesteckte Ziele und damit Enttäuschungen zu vermeiden.

Die pharmakologische Behandlung der ätiologisch unterschiedlichen schmerzhaften Neuropathien unterscheidet sich nicht grundsätzlich. Auf der Grundlage der verfügbaren kontrollierten Studien werden zurzeit hauptsächlich vier systemisch verabreichte Substanzgruppen mit unterschiedlichen pharmakologischen Wirkprinzipien eingesetzt (pharmakologische Basistherapie) und mit topisch verabreichten Präparaten kombiniert.

Bei der Therapieplanung ist zu beachten, dass der Zulassungsstatus der einzelnen Wirksubstanzen je nach Hersteller variieren kann und die Verschreibung bei neuropathischen Tumorschmerzen häufig „off-label" erfolgt (ausgenommen ist die postherpetische Neuralgie).

- Ca-Kanal-modulierende Antikonvulsiva (wie z. B. Pregabalin, Gabapentin) wirken an neuronalen Ca-Kanälen hauptsächlich präsynaptisch.
- Na-Kanal-Blocker (z. B. Carbamazepin, Lamotrigin, Lidocain) greifen an Na-Kanälen am primär afferenten Neuron und an zentralen Neuronen an.
- Opioide aktivieren μ-Rezeptoren, die hauptsächlich präsynaptisch, weniger auch postsynaptisch im Rückenmark vorkommen.

▶ Trizyklische Antidepressiva (wie z. B. Amitriptylin) und SSNRI (wie z. B. Duloxetin, Venlafaxin) blockieren die Wiederaufnahme von Noradrenalin und Serotonin an den deszendierenden hemmenden Bahnen.

Tabelle 6.2

Algorithmus zur Diagnose und Therapie neuropathischer Tumorschmerzen

Diagnostik
- Screening auf neuropathischen Schmerz und Diagnosestellung zur Abgrenzung von nozizeptiven Schmerzen (eventuell Vorstellung beim Schmerzspezialisten oder Neurologen)
- Diagnostik relevanter Komorbiditäten (kardiale Auffälligkeiten, Niereninsuffizienz, Depression, Schlafstörungen etc.)

Therapie
- Symptomatische Schmerztherapie in Abhängigkeit von Alter, Komorbiditäten und Komedikationen mit einem oder mehreren Medikamenten der vier systemischen Hauptgruppen (a–d):
    a) Ca-Kanal-modulierende Antikonvulsiva (Pregabalin, Gabapentin)
    b) Na-Kanal-Blocker (z. B. Carbamazepin, Lamotrigin, Lidocain)
    c) Trizyklische Antidepressiva (z. B. Amitriptylin) oder SSNRI (z. B. Duloxetin, Venlafaxin)
    d) Schwache Opioide (z. B. Tramadol, Tilidin)

- Lokalisierte Schmerzen insb. mit Allodynie ⇒ topisches Lidocain als Monotherapie oder in Kombination mit einem oder mehreren Medikamenten der vier systemischen Hauptgruppen (a–d).

Therapieversagen
- Anhaltende Schmerzen und/oder intolerable Nebenwirkungen ⇒ andere Kombinationen der vier Hauptgruppen (a–d).
- Anhaltende Schmerzen und/oder intolerable Nebenwirkungen ⇒ hochpotente Opioide (wie Morphin, Oxycodon, Fentanyl) in Kombination mit einem oder mehreren Medikamenten der systemischen Hauptgruppen (a–c).

Nach klinischer Erfahrung kann die Kombination aus zwei oder drei Wirkstoffen dieser Klassen sinnvoll sein, wobei auf die mögliche Potenzierung ähnlicher Nebenwirkungen (insb. Müdigkeit, Schwindel) geachtet werden muss. Allerdings liegen zu einer Kombinationstherapie nur wenige Studien vor.

▸ Die systemisch wirkenden Basismedikamente können um den Einsatz topischer Therapieoptionen (Capsaicin, Lidocain) erweitert werden, die direkt an den Schmerzfasern der betroffenen Haut wirken und damit keine systemischen Nebenwirkungen aufweisen.

Die Erweiterung der Therapie um alternative pharmakologische Ansätze sollte sich möglichst am individuellen Schmerzbild orientieren und nur durch in dieser Therapie erfahrene Ärzte durchgeführt werden. Führt die konsequente Umsetzung der pharmakologischen Basistherapie nicht zum gewünschten Erfolg, sollte ausnahmslos ein schmerztherapeutisch versierter Arzt die weitere Behandlung übernehmen.

Evidenz einzelner Medikamente für die Behandlung neuropathischer Tumorschmerzen

Die neuropathische Schmerzkomponente z. B. im Rahmen einer Tumorerkrankung (siehe auch Tab. 4.1) spricht nur wenig auf Nicht-Opioid-Analgetika (NSAID, Paracetamol und Metamizol) an. Aufgrund ihrer fehlenden Evidenz und der möglichen ernst zu nehmenden Nebenwirkungen bei Langzeitanwendung, wie gastroenteralen Ulzera oder toxischer Nierenschädigung, sind diese Substanzen nicht in den aktuellen Therapiealgorithmen enthalten.

Demgegenüber sind neuropathische Schmerzen entgegen einer weitverbreiteten Meinung opioidsensibel. Nicht nur bei der schmerzhaften diabetischen Polyneuropathie, sondern auch beim neuropathischen Tumorschmerz konnte beispielsweise die Wirksamkeit von Tramadol nachgewiesen werden. In einer kleinen doppelblinden, plazebokontrollierten Studie zeigten sich in der Verumgruppe im Vergleich zur Plazebogruppe sowohl eine Abnahme der Schmerzstärke als auch eine allgemeine Verbesserung der Lebensqualität (Arbaiza, 2007). Ebenso ließ sich die Wirksamkeit von Oxycodon zur Behandlung von Patienten mit neuropathischen Tumorschmerzen und bei Patienten mit postzosterischer Neuralgie nachweisen (Nunez Olarte, 2008; Ong, 2008).

Für das Gabapentin liegen positive Studien für die postzosterische Neuralgie, für Patienten mit Phantomschmerzen und für Patienten mit Rückenmarksverletzungen vor. Die Studienlage zur medikamentösen Therapie der neuropathischen Tumorschmerzen ist allerdings nicht einheitlich. In einer randomisierten, plazebokontrollierten, doppelblinden Studie zur Therapie der chemotherapieinduzierten peripheren Neuropathie konnte in Bezug auf den analgetischen Effekt kein Unterschied zwischen Gabapentin und Plazebo nachgewiesen werden (Rao, 2007). Im Gegensatz dazu zeigte jedoch eine neuere Pilotstudie, in der Gabapentin erneut als Monotherapeutikum zur Therapie von chemotherapieinduzierten neuropathischen Schmerzen (nämlich Schmerzen nach Behandlung mit Taxanen und Platinderivaten) eingesetzt wurde, einen positiven Effekt (Tsavaris, 2008). Zudem ließen sich in einer weiteren Studie positive Effekte hinsichtlich der analgetischen Wirkung von Gabapentin sowohl bei tumorinduzierten als auch bei chemotherapieassoziierten neuropathischen Schmerzen nachweisen (Ross, 2005; Xiao, 2007). Die Kombinationstherapie aus Gabapentin und einem Opioid zeigte in mehreren Studien ebenfalls analgetische Wirkung (Keskinbora, 2007; Caraceni, 2004).

Pregabalin ist ein potenter Ligand an der $\alpha2$-δ-Untereinheit von spannungsabhängigen Kalziumkanälen auf peripheren und zentralen nozizeptiven Neuronen. Pregabalin erwies sich nicht nur analgetisch wirksam bei der Behandlung der schmerzhaften diabetischen Polyneuropathie, sondern auch bei der im Rahmen einer Tumorerkrankung auftretenden postzosterischen Neuralgie und als neue Therapieoption für Patienten mit zentralen Schmerzsyndromen (Gray, 2007). Zu solchen zentralen Schmerzsyndromen gehören z. B. auch Schmerzen bei Rückenmarkskompression aufgrund spinaler Metastasen. In einer tierexperimentellen Studie konnte nachgewiesen werden, dass die Infusion von Pregabalin im Vergleich zu einer Morphin- oder Lidocain-Infusion einen besseren analgetischen Effekt auf die Kälte-Allodynie nach Oxaliplatin-Therapie hat (Ling, 2008).

Zur Behandlung von neuropathischen Schmerzen werden neben den bereits genannten noch weitere Medikamente empfohlen. Dazu gehören unter anderem Antidepressiva wie Amitriptylin oder Nortriptylin. Bezüglich Amitriptylin ist die Studienlage nicht einheitlich (Makino, 2004; Kautio, 2008; Mercadante, 2002), für Nortriptylin ließ sich in einer Phase-III-Studie bei Cisplatin-induzierten peripheren Neuropathien lediglich ein moderater Effekt hinsichtlich der Analgesie ableiten (Hammack, 2002). In einer randomisierten, plazebokontrollierten, doppel-blinden Studie zur Therapie chemotherapieinduzierter peripherer Neuropathien konnte in Bezug auf den analgetischen Effekt kein Unterschied zwischen Lamotrigin und Plazebo nachgewiesen werden (Rao, 2008). Bei anderen Medikamenten wie beispielsweise Lacosamid, unter welchem im Tiermodell eine Besserung von Allodynie und mechanischer Hyperalgesie bei chemotherapieinduzierten Neuropathien zu verzeichnen war (Beyreuther, 2007), ist die Datenlage bezüglich Evidenz zur Therapie neuropathischer Tumorschmerzen noch lückenhafter als bei den weiter oben besprochenen. Aus diesem Grunde wird auf diese Medikamente nicht im Einzelnen eingegangen. Dennoch soll hier ausdrücklich darauf hingewiesen werden, dass diese Medikamente nur wegen ihrer mangelnden Evidenz nicht weniger wirksam sein müssen.

Topische Analgetika

Über eine unspezifische Blockade von Natriumionenkanälen unterbinden Lokalanästhetika die Entstehung von ektopen Aktionspotenzialen. In mehreren Studien ist die Wirksamkeit von topischen Lidocain-Pflastern als sogenannte Add-on-Therapie bei der postzosterischen Neuralgie und anderen fokalen Neuropathien nachgewiesen worden. Somit kommt eine topische dermale Applikation von Lokalanästhetika als Zusatztherapie, insbesondere bei gut lokalisierten neuropathischen Schmerzen, in Betracht. Als Hauptindikation für diese Form der Therapie werden die postzosterische Neuralgie, fokale Neuropathien und der Postmastektomie-Schmerz betrachtet.

Capsaicin ist ein im roten Pfeffer vorkommender Vanilloid-Rezeptor-Agonist, der nach längerfristiger Auftragung zu einem reversiblen Funktionsverlust nozizeptiver

Tab. 6.3

Dosierungsempfehlungen für Substanzen zur Therapie neuropathi

Basierend auf klinischer Erfahrung, die nicht zwingend dem Zulassung

Arzneistoff (Beispielpräparat*)	Starteinzeldosis und Dosisintervall [mg]		Steigerungs- dosis [mg]	Wirksame Dosis (Maximaldosis) [mg/d]		Dosisinterva bei erreichte Zieldosis
Antidepressiva						
Amitriptylin (z. B. Saroten*)	10–25	0-0-1	10–25	50–75	(150)	0-0-1
Desipramin (z. B. Petylyl*)	10–25	1-0-0	10–25	50–75	(150)	1-0-0
Venlafaxin (Trevilor*)	37,5	1-0-0	37,5	75–225	(375)	1-0-0
Duloxetin (z. B. Ariclaim*)	30	1-0-0	30	60	(120)	1-0-0
Mirtazapin (Remergil SolTab*)	7,5–15	0-0-1	15	15–30	(45)	0-0-1
Antikonvulsiva (Na-Kanal)						
Carbamazepin (z. B. Tegretal*)	100–200	0-0-1	100–150	600–1200 ret.	(1400)	1-0-1
Lamotrigin (z. B. Lamictal*)	25	0-0-1	25	100–200	(400)	0-0-1 oder 1-0-1
Antikonvulsiva (Ca-Kanal)						
Gabapentin (z. B. Neurontin*)	300	0-0-1 bis 1-1-1	300	1200–2400	(3600)	1-1-1
Pregabalin (Lyrica*)	75	1-0-1	75	150	(600)	1-0-1
Langwirksame Opioide						
Tilidin/Naloxon retard (z. B. Valoron* N retard)	50/4	1-0-1	50/4	Titration	(600/48)	1-1-1
Tramadol retard (z. B. Tramundin retard*)	50–100	1-0-1	100	Titration	(400)	1-(1)-1
Morphin retard (z. B. MST*)	10–30	1-0-1	10-30	Titration	keine	1-(1)-1
Oxycodon (z. B. Oxygesic*)	5–20	1-0-1	5-20	Titration	keine	1-(1)-1
GABA-B-Agonisten						
Baclofen (z. B. Baclofen*)	5	0-0-1	5	20–75	(75)	1-1-(1)-1
Cannabinoide						
Tetrahydrocannabinol (z. B. Dronabinol*)	2,5	1-0-0		5–10	(20)	
Topische Therapie						
Capsaicin-Salbe (z. B. Capsamol*)	0,025-0,01 % 3–4x täglich		–	–	–	3–4x täglich
Lidocain-Pflaster (z. B. Versatis*)	5 %/700 mg 1x täglich für max. 12 h Mindestens 12 h Pause		–	–	Bis 3 Pflaster	1x täglich täglich

Besonderheiten	Zulassung für (je nach Präparat unterschiedlich)	Evidenz
Cave: AV-Block, Glaukom, KG↑, Miktionsstörungen, Hypotension	Chronische Schmerzen	PZN ↑↑, PNP ↑↑ PTN ↑, STR ↑
Ähnlich dem Amitriptylin, antriebssteigernd		PZN ↑↑, PNP ↑
Antriebssteigernd, Übelkeit, Erbrechen		PNP ↑↑
Übelkeit, Erbrechen, Blutdrucksteigerungen	Schmerzhafte diabetische Polyneuropathie	PNP ↑↑
Kaum anticholinerge NW, KG↑, schlafanstoßend		←→
Häufige NW (in Auswahl): Blutbild-veränderungen, Leberfunktionswerte, Hyponatriämie; Medikamenten-interaktionen wegen Enzyminduktion	Trigemusneuralgie, Schmerzanfälle, schmerzhafte diabetische Polyneuropathie, genuine Glossopharyngeus-Neuralgie	PNP ↑ TGN ↑↑
Exantheme (Rash), extrem lang-same Aufdosierung, gute Ver-träglichkeit		RM ↑, HIV ↑ PNP ↓↓, STR ↑
NW u. a.: Müdigkeit, Schwindel, Ödeme, kaum Interaktionen; Dosis-anpassung bei Niereninsuffizienz	Periphere neuropathische Schmerzen	PZN ↑↑, PNP ↑↑, HIV ↑, CRPS ↑, RM ↑ PHAN ↑, CANC ↑, MIX ↑
Schneller Wirkeintritt, lineare Plasmakonzentration; NW: Müdigkeit, Schwindel, Ödeme, kaum Interaktionen; Dosisanpassung bei Niereninsuffizienz	Periphere und zentrale neuropathische Schmerzen	PZN ↑↑, PNP ↑↑ RM ↑, STR ↑
1. Wahl bei Niereninsuffizienz, weniger Obstipation	Starke und sehr starke Schmerzen	←→
Übelkeit, Hypotension, serotonerges Syndrom	Mäßig starke bis starke Schmerzen	PZN ↑, PNP ↑↑ PHAN ↑
Kumulation bei Niereninsuffizienz + Alter; immer dosisabhängige Obstipation, KI: Ileus	Starke u. stärkste Schmerzen	PZN ↑, PHAN ↑
Duale Galenik, KI: verschiedene schwere Atemwegserkrankungen	Starke bis sehr starke Schmerzen	PZN ↑, PNP ↑↑
Müdigkeit, Option bei Trigemiusneuralgie	Spastik	TGN ↑
Sedierung, Tachykardie, Hypotension	Beantragung einer Ausnahmegenehmigung zur Kostenübernahme	HIV ↑↑, MS ↑↑
NW: anfängliches Hautbrennen		PZN ↑, PNP ↑, PTN ↑
Gute Wirkung auf Allodynie, nahezu ohne systemische NW, keine Interaktion	Post-Zoster-Neuralgie	PZN ↑↑

Klassifikation der Evidenzklassen und Empfehlungsstärken

↑↑ Aussage zur Wirksamkeit wird gestützt durch mehrere adäquate, valide klinische Studien (z. B. randomisierte klinische Studien) bzw. durch eine oder mehrere valide Metaanalysen oder systematische Reviews. Positive Aussage gut belegt.

↑ Aussage zur Wirksamkeit wird gestützt durch zumindest eine adäquate, valide klinische Studie (z. B. randomisierte klinische Studie). Positive Aussage belegt.

↓↓ Negative Aussage zur Wirksamkeit wird gestützt durch eine oder mehrere adäquate, valide klinische Studien (z. B. randomisierte klinische Studien), durch eine oder mehrere Metaanalysen bzw. systematische Reviews. Negative Aussage gut belegt.

⟷ Es liegen keine sicheren Studienergebnisse vor, die eine günstige oder ungünstige Wirkung belegen. Dies kann bedingt sein durch das Fehlen adäquater Studien, aber auch durch das Vorliegen mehrerer, aber widersprüchlicher Studienergebnisse.

Afferenzen führt. Die lokale Applikation von Capsaicin in niedrigen Konzentrationen (0,025–0,075 %) erwies sich bei der diabetischen Polyneuropathie, der postzosterischen Neuralgie und beim Postmastektomie-Syndrom als wirksam. Bei HIV-Neuropathie-assoziiertem Schmerz wurden die Symptome durch Capsaicin allerdings verstärkt. Es verursacht häufig ein heftiges initiales Hautbrennen, dessen Intensität durch die wiederholte Applikation geringer wird.

Eine einmalige Applikation von hoch konzentriertem Capsaicin (8 %) zeigte sich bei der postzosterischen Neuralgie für bis zu 3 Monate wirksam. Die Anwendung dieser Mengen führt allerdings zu einer Degeneration der nozizeptiven Endigungen in der Epidermis, die nach einer gewissen Zeitspanne wieder regenerieren. Die Auswirkungen einer Langzeitanwendung sind noch nicht ausreichend untersucht.

In einem Case Report wurde von einem Patienten berichtet, der an therapieresistenten neuropathischen Schmerzen aufgrund einer Bortezomib-Therapie litt. Hier zeigte sich ein positiver Effekt auf die Schmerzreduktion durch die Anwendung von topischem Menthol, dem Hauptinhaltsstoff des ätherischen Öls der Pfefferminze.

Einen Überblick über die zur Therapie eingesetzten Medikamente mit Dosierungsempfehlung, Zulassungsstatus in Europa und Evidenz gibt Tabelle 6.3.

6.4 Nichtmedikamentöse Therapieverfahren

Interventionelle Therapiemöglichkeiten sind eine wichtige Ergänzung der Pharmakotherapie neuropathischer Schmerzen. Sie besitzen nicht nur einen therapeutischen,

Tabelle 6.4

Überblick der einzelnen interventionellen Therapieverfahren

- Interventionelle Verfahren, wie Blockaden, Infiltrationen, die ganglionäre lokale Opioidanalgesie (GLOA), Sympathikusblockaden, rückenmarksnahe Opioidanalgesie oder Plexusblockaden

- Transkutane elektrische Nervenstimulation (TENS)

- Invasive neuromodulatorische Verfahren (SCS = spinal cord stimulation; periphere Nervenstimulation (PNS); DBS = Deep-Brain-Stimulation (tiefe Hirnstimulation; implantierte Infusionspumpen)

- Neurochirurgisch-ablative Verfahren (Zerstörung des nozizeptiven Systems zur Schmerzausschaltung), wie DREZ-Operationen (dorsal root entry zone) oder Chordotomien (Durchtrennung des Tractus spinothalamicus) sondern in ausgewählten Fällen auch einen diagnostischen Wert.

Die Fülle der Möglichkeiten ist groß, und obwohl die Komplikationsrate gering scheint, sind die damit verbundenen Risiken nicht zu unterschätzen. In Einzelfällen kann es zu lebensbedrohlichen Komplikationen kommen, somit sollten diese Verfahren dem entsprechend ausgebildeten Therapeuten vorbehalten sein. Zu einigen interventionellen Therapieformen fehlen bislang gesicherte Studienergebnisse. Eine zusammenfassende Darstellung über die interventionellen Therapieverfahren gibt Tabelle 6.4.

Physikalische Therapie und Ergotherapie

Physikalische Therapie und Ergotherapie umfassen ein weites Feld von Möglichkeiten und gelten als notwendige Bestandteile einer interdisziplinären Versorgung von Patienten mit neuropathischen Schmerzen. Ziel ist es nicht nur Schmerzen zu lindern, sondern Fehlregulationen zu beseitigen, Bewegungsabläufe zu kompensieren und eine adäquate Funktion zu erhalten. Aus der Vielzahl der angebotenen Therapieformen muss ein Behandlungsplan individuell auf die Bedürfnisse des einzelnen Patienten abgestimmt werden. Dies setzt eine differenzierte ärztliche Verordnung mit Angaben der Leitsymptomatik und der konkreten Therapieziele voraus (siehe auch: „Heilmittelkatalog der physikalischen Therapie"). Essenziell dafür ist eine „stattfindende Kommunikation" zwischen Arzt und Physiotherapeut.

Ein wichtiges Teilgebiet der physikalischen Therapie ist die Mechanotherapie, die unter anderem Physiotherapie,

Ergotherapie, Massage, Lymphdrainage und manuelle Therapie umfasst.

6.5   Therapiealgorithmus

Die Behandlungsstrategie von Tumorschmerzen besteht somit aus einer symptomorientierten Schmerztherapie, wobei zwischen nozizeptiven und neuropathischen Schmerzen unterschieden werden muss, da beide Schmerzkomponenten unterschiedlich therapiert werden. Liegen Mischformen vor (sog. Mixed Pain), ist demnach eine duale Behandlungsstrategie erforderlich. Die nozizeptiven Tumorschmerzen können anhand des WHO-Stufenschemas suffizient therapiert werden, dagegen sollte die Therapie der neuropathischen Tumorschmerzen in Anlehnung an die allgemeinen Therapieempfehlungen neuropathischer Schmerzen erfolgen. Ein allgemeiner Therapiealgorithmus zur pharmakologischen Behandlung neuropathischer Tumorschmerzen ist in Tabelle 6.2 gegeben. Der Algorithmus ist dabei allerdings nur eine grobe standarisierte Näherung an die optimale Therapiestrategie, die für jeden Patienten individuell bestimmt werden muss.

Kasuistik – Oxaliplatin-induzierte Polyneuropathie

Anamnese

Bei einem 44-jährigen Patienten wurde im Jahre 2005 ein Rektumkarzinom mit Lebermetastasen erstdiagnostiziert. Nach einer komplikationslosen operativen Versorgung des Primärtumors im Juni 2005 erhielt der Patient einen Monat später eine Kombinationschemotherapie über sechs Zyklen, die unter anderem Oxaliplatin enthielt. Nach einer vierwöchigen Erholungsphase folgten weitere sechs Zyklen dieser Chemotherapie. Nach dieser zweiten Behandlung mit Oxaliplatin kam es zu einem den Alltag deutlich beeinträchtigenden Schmerzsyndrom der Extremitäten.

Erstvorstellung

Im Mai 2006 veranlassten die betreuenden onkologischen Kollegen eine Vorstellung des Patienten in unserer Schmerzambulanz. Zu diesem Zeitpunkt klagte der Patient über eine ausgeprägte Kälte-Allodynie im Bereich der Hände und Füße. Zusätzlich gab er einen stechenden Dauerschmerz mit Punctum maximum an den Füßen und einer Intensität von 6–7 Punkten auf der Numerischen Ratingskala (NRS; 0 = kein Schmerz, 10 = maximal vorstellbarer Schmerz) an sowie eine erhöhte Kälteempfindlichkeit am gesamten Körper. Der Patient berichtete zudem, dass sogar kühle Umgebungstemperaturen, wie z. B. Winterluft, ausgereicht hätten, um zusätzliche Schmerzen zu verursachen; auch schon das Anfassen kalter Gegenstände, wie z. B. Lebensmittel aus dem Kühlschrank, löse stechende, kribbelnde und einfrierende, zugleich unerträgliche, ärgerliche und lästige Schmerzen aus. Diese durch Kälteexposition ausgelösten Schmerzen erreichten dann Intensitäten von 9 Punkten auf der Numerischen Ratingskala.

Untersuchungsbefund

Die klinisch-neurologische Untersuchung zeigte lediglich bei der Sensibilitätsprüfung Auffälligkeiten, wie ein

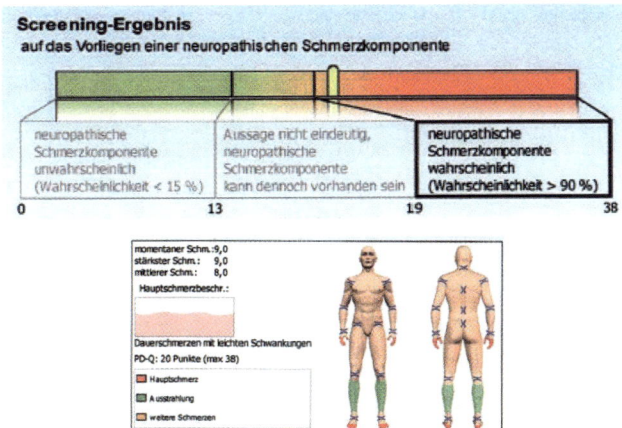

Abbildung K1 Auswertung des PainDetect-Fragebogens.

Hypästhesieareal im Bereich der Fingerkuppen und distal des Hüftgelenkes. Ansonsten ergab die klinisch-neurologische Untersuchung einen altersentsprechenden Normalbefund.

Weiterführende Diagnostik

Die Quantitative Sensorische Testung (siehe Abb. K2) am rechten Handrücken und am linken Fußrücken zeigte an beiden Testorten eine erhöhte Warmschwelle (WDT) und Schwellenwertdifferenz (TSL) im Sinne einer Wärmehypästhesie sowie eine stark erhöhte Kälteschmerzschwelle (CPT) im Sinne einer Kälte-Allodynie. Zusätzlich zeigte sich an Hand- und Fußrücken ein paradoxes Hitzeempfinden und eine erhöhte Hitzeschmerzschwelle (HPT) im Sinne einer Hitzehypalgesie. Weiterhin traten eine erniedrigte Druckschmerzschwelle über dem Muskel (PPT) und eine verminderte mechanische Schmerzschwelle im Sinne einer Pinprick-Hyperalgesie auf. Am linken Fußrücken fand sich zusätzlich ein vermindertes Vibrationsempfinden im Sinne einer Pallhypästhesie.

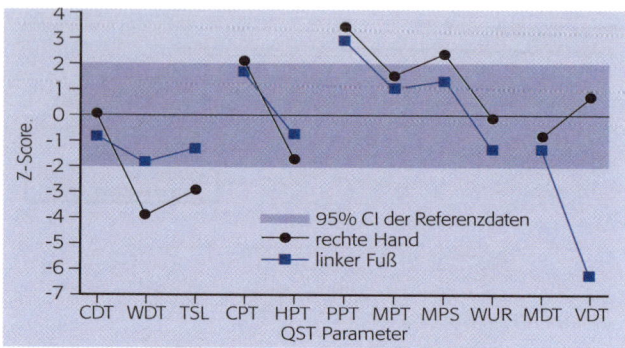

Abbildung K2 Somatosensorisches Profil des Patienten.

Diagnose

Aufgrund der Anamnese (Dauerschmerzen, Kälte-Allodynie) und den Befunden der Quantitativen Sensorischen Testung (thermische Allodynie, mechanische Hyperalgesie) stellten wir die Diagnose eines neuropathischen Schmerzsyndroms im Rahmen einer akuten Oxaliplatin-induzierten Polyneuropathie.

Therapie und Verlauf

Unter der Diagnose eines neuropathischen Schmerzsyndroms empfahlen wir eine Therapie mit Pregabalin. Die Dosierung sollte in Abhängigkeit der geschätzten Kreatinclearence, nach Wirkung, Nebenwirkung und unter Beachtung möglicher Kontraindikationen bis zu 600 mg/Tag verteilt auf zwei Einzeldosen erfolgen. Einschleichend dosierend und beginnend mit 75 mg abends sollte die Gesamttagesdosis zunächst 150 mg betragen. Zusätzlich empfahlen wir dem Patienten, Kälte zu meiden, beim Umgang mit Wasser die Temperatur gründlich zu messen, um Verbrennungen zu vermeiden, und Vorsicht vor Verletzungen und Nagelpflege. Durch die medikamentöse Therapie kam es zu einer Reduktion sowohl der Schmerzintensität als auch der Schmerzattacken.

Literatur

ARBAIZA D, VIDAL O: Tramadol in the treatment of neuropathic cancer pain: a double-blind, placebo-controlled study. Clin Drug Investig 2007;27(1): 75–83.

ATTAL N, CRUCCU G, HAANPAA M, HANSSON P, JENSEN TS, NURMIKKO T, SAMPAIO C, SINDRUP S, WIFFEN P: EFNS guidelines on pharmacological treatment of neuropathic pain. Eur J Neurol 2006;13(11):1153–1169.

BACKONJA M, WALLACE MS, BLONSKY ER, CUTLER BJ, MALAN P, JR., RAUCK R, TOBIAS J: NGX-4010, a high-concentration capsaicin patch, for the treatment of postherpetic neuralgia: a randomised, double-blind study. Lancet Neurol 2008;7(12):1106–1112.

BARON R: Mechanisms of disease: neuropathic pain – a clinical perspective. Nature clinical practice 2006;2(2):95–106.

BARON R, BIRKLEIN F, MAIER C, QUASTHOFF S, SOMMER C, TÖLLE TR, WASNER G, ZIEGLER D: Therapie neuropathischer Schmerzen. Diener HC, Putzki, N (Hrsg.), Thieme, 4. Aufl. 2008

BARON R, TREEDE RD: Diagnosis of neuropathic pain. Dtsch Med Wochenschr 2007;132(41):2139–2144.

BENNETT MI, ATTAL N, BACKONJA MM, BARON R, BOUHASSIRA D, FREYNHAGEN R, SCHOLZ J, TOLLE TR, WITTCHEN HU, JENSEN TS: Using screening tools to identify neuropathic pain. Pain 2007;127(3): 199–203.

BEYREUTHER BK, CALLIZOT N, BROT MD, FELDMAN R, BAIN SC, STOHR T: Antinociceptive efficacy of lacosamide in rat models for tumor- and chemotherapy-induced cancer pain. Eur J Pharmacol 2007;565(1-3):98–104.

BINDER A, STENGEL M, MAAG R, WASNER G, SCHOCH R, MOOSIG F, SCHOMMER B, BARON R: Pain in oxaliplatin-induced neuropathy-sensitisation in the peripheral and central nociceptive system. Eur J Cancer 2007;43(18):2658–2663.

CARACENI A, ZECCA E, BONEZZI C, ARCURI E, YAYA TUR R, MALTONI M, VISENTIN M, GORNI G, MARTINI C, TIRELLI W, BARBIERI M, DE CONNO F: Gabapentin for neuropathic cancer pain: a randomized controlled trial from the Gabapentin Cancer Pain Study Group. J Clin Oncol 2004;22(14):2909–2917.

CATA JP, WENG HR, BURTON AW, VILLAREAL H, GIRALT S, DOUGHERTY PM: Quantitative sensory findings in patients with bortezomib-induced pain. J Pain 2007;8(4):296–306.

Literatur

CRUCCU G, ANAND P, ATTAL N, GARCIA-LARREA L, HAANPAA M, JORUM E, SERRA J, JENSEN TS: EFNS guidelines on neuropathic pain assessment. Eur J Neurol 2004;11(3):153–162.

DOUGHERTY PM, CATA JP, BURTON AW, VU K, WENG HR: Dysfunction in multiple primary afferent fiber subtypes revealed by quantitative sensory testing in patients with chronic vincristine-induced pain. J Pain Symptom Manage 2007;33(2):166–179.

DOUGHERTY PM, CATA JP, CORDELLA JV, BURTON A, WENG HR: Taxol-induced sensory disturbance is characterized by preferential impairment of myelinated fiber function in cancer patients. Pain 2004;109(1-2):132–142.

DWORKIN RH, O'CONNOR AB, BACKONJA M, FARRAR JT, FINNERUP NB, JENSEN TS, KALSO EA, LOESER JD, MIASKOWSKI C, NURMIKKO TJ, PORTENOY RK, RICE AS, STACEY BR, TREEDE RD, TURK DC, WALLACE MS: Pharmacologic management of neuropathic pain: evidence-based recommendations. Pain 2007;132(3):237–251.

FINNERUP NB, OTTO M, MCQUAY HJ, JENSEN TS, SINDRUP SH: Algorithm for neuropathic pain treatment: an evidence based proposal. Pain 2005;118(3):289–305.

GAMELIN L, BOISDRON-CELLE M, DELVA R, GUERIN-MEYER V, IFRAH N, MOREL A, GAMELIN E: Prevention of oxaliplatin-related neurotoxicity by calcium and magnesium infusions: a retrospective study of 161 patients receiving oxaliplatin combined with 5-Fluorouracil and leucovorin for advanced colorectal cancer. Clin Cancer Res 2004;10(12 Pt 1):4055–4061.

GRAY P: Pregabalin in the management of central neuropathic pain. Expert Opin Pharmacother 2007;8(17):3035–3041.

KAUTIO AL, HAANPAA M, SAARTO T, KALSO E: Amitriptyline in the treatment of chemotherapy-induced neuropathic symptoms. J Pain Symptom Manage 2008;35(1):31–39.

KESKINBORA K, PEKEL AF, AYDINLI I: Gabapentin and an opioid combination versus opioid alone for the management of neuropathic cancer pain: a randomized open trial. J Pain Symptom Manage 2007;34(2):183–189.

LAIRD B, COLVIN L, FALLON M: Management of cancer pain: basic principles and neuropathic cancer pain. Eur J Cancer 2008;44(8):1078–1082.

LING B, COUDORE F, DECALONNE L, ESCHALIER A, AUTHIER N: Comparative antiallodynic activity of morphine, pregabalin and lidocaine in a rat model of neuropathic pain produced by one oxaliplatin injection. Neuropharmacology 2008; 55: 724-728

MAKINO H: Treatment and care of neurotoxicity from taxane anticancer agents. Breast Cancer 2004;11(1):100–104.

MERCADANTE S, ARCURI E, TIRELLI W, VILLARI P, CASUCCIO A: Amitriptyline in neuropathic cancer pain in patients on morphine therapy: a randomized placebo-controlled, double-blind crossover study. Tumori 2002; 88(3):239–242.

NUNEZ OLARTE JM: Oxycodone and the challenge of neuropathic cancer pain: a review. Oncology 2008; 74: Suppl 1, 83-90.

ONG EC: Controlled-release oxycodone in the treatment of neuropathic pain of nonmalignant and malignant causes. Oncology 2008; 74: Suppl 1, 72-75.

RAO RD, FLYNN PJ, SLOAN JA, WONG GY, NOVOTNY P, JOHNSON DB, GROSS HM, RENNO SI, NASHAWATY M, LOPRINZI CL: Efficacy of lamotrigine in the management of chemotherapy-induced peripheral neuropathy: a phase 3 randomized, double-blind, placebo-controlled trial, N01C3. Cancer 2008;112(12):2802–2808.

RAO RD, MICHALAK JC, SLOAN JA, LOPRINZI CL, SOORI GS, NIKCEVICH DA, WARNER DO, NOVOTNY P, KUTTEH LA, WONG GY: Efficacy of gabapentin in the management of chemotherapy-induced peripheral neuropathy: a phase 3 randomized, double-blind, placebo-controlled, crossover trial (N00C3). Cancer 2007;110(9):2110–2118.

ROSS JR, GOLLER K, HARDY J, RILEY J, BROADLEY K, A'HERN R, WILLIAMS J: Gabapentin is effective in the treatment of cancer-related neuropathic pain: a prospective, open-label study. J Palliat Med 2005;8(6):1118–1126.

TSAVARIS N, KOPTERIDES P, KOSMAS C, EFTHYMIOU A, SKOPELITIS H, DIMITRAKOPOULOS A, PAGOUNI E, PIKAZIS D, ZIS PV, KOUFOS C: Gabapentin monotherapy for the treatment of chemotherapy-induced neuropathic pain: a pilot study. Pain Med 2008;9(8):1209–1216.

WINDEBANK AJ, GRISOLD W: Chemotherapy-induced neuropathy. J Peripher Nerv Syst 2008;13(1):27–46.

WOLF S, BARTON D, KOTTSCHADE L, GROTHEY A, LOPRINZI C: Chemotherapy-induced peripheral neuropathy: prevention and treatment strategies. Eur J Cancer 2008;44(11):1507–1515.

XIAO W, BOROUJERDI A, BENNETT GJ, LUO ZD: Chemotherapy-evoked painful peripheral neuropathy: analgesic effects of gabapentin and effects on expression of the alpha-2-delta type-1 calcium channel subunit. Neuroscience 2007;144(2):714–720.

Notizen